全国高等医学院校教材配套用书
速记助考系列丛书

U0803017

组织学与胚胎学要点速记

主　编　周德山

副主编　翁　静　季凤清　郭晓霞

编　委　（按姓名汉语拼音排序）

杜　娟（首都医科大学组织胚胎学教研室）
郭晓霞（首都医科大学组织胚胎学教研室）
季凤清（首都医科大学组织胚胎学教研室）
梁元晶（首都医科大学组织胚胎学教研室）
马　伟（首都医科大学组织胚胎学教研室）
翁　静（首都医科大学组织胚胎学教研室）
吴　波（首都医科大学组织胚胎学教研室）
杨　姝（首都医科大学组织胚胎学教研室）
周德山（首都医科大学组织胚胎学教研室）

北京大学医学出版社

ZUZHIXUE YU PEITAIXUE YAODIAN SUJI

图书在版编目(CIP)数据

组织学与胚胎学要点速记/周德山主编．—北京：
北京大学医学出版社，2015.1(2022.3 重印)
(速记助考系列丛书)
ISBN 978-7-5659-0917-7

Ⅰ．①组…　Ⅱ．①周…　Ⅲ．①人体组织学—高等学校—教学参考资料②人体胚胎学—高等学校—教学参考资料
Ⅳ．①R32

中国版本图书馆 CIP 数据核字(2014)第 173946 号

组织学与胚胎学要点速记

主　　编：周德山
出版发行：北京大学医学出版社
地　　址：(100191)北京市海淀区学院路 38 号
北京大学医学部院内
电　　话：发行部 010-82802230；图书邮购 010-82802495
网　　址：http://www.pumpress.com.cn
E - mail：booksale@bjmu.edu.cn
印　　刷：北京市荣盛彩色印刷有限公司
经　　销：新华书店
责任编辑：李　娜　**责任校对**：金彤文　**责任印制**：李　啸
开　　本：787 mm×1092 mm　1/32　**印张**：6.375
字数：166 千字
版　　次：2015 年 1 月第 1 版　2022 年 3 月第 2 次印刷
书　　号：ISBN 978-7-5659-0917-7
定　　价：20.00 元

出版说明

“速记助考系列丛书”与卫生部第8版教材和教育部“十二五”规划教材配套，将教材中的学习难点、考试重点、复习要点以简洁精要的形式提炼出来。部分内容以表格的形式进行总结归纳，帮助复习记忆。对于最重点的内容，以下划线的形式标记。

- 丛书由北京大学医学部、中国协和医科大学和首都医科大学等知名院校的资深教师，优秀硕士、博士编写，汇集了这些院校多年的教学经验和经典的学习笔记。
- 内容简明扼要，帮助医学生快速掌握教材要点和学科重点，轻松应试。
- 便携式的口袋书，方便随身携带，随时复习。

目　录

第一篇　组织学

第二篇　胚胎学

第一篇

组织学

第 1 章

组织学绪论

一、组织学的内容和意义

组织学（histology）是研究正常人体微细结构及其相关功能的科学，所谓微细结构是指在显微镜下才能清晰观察的结构（表 1-1）。

表 1-1　组织学研究内容

细胞（cell）	人体基本形态结构和功能的基本单位，参与所有生命活动
组织（tissue）	由具有相似功能的细胞和细胞外基质（细胞间质）组成
器官（organ）	由不同类型的组织有机组合而成，具有一定的形态结构，能够执行特定的生理功能，如脑、肝、肾、脾、心脏等
系统（system）	由数个形态结构相似、功能相关的器官组成，能够完成一系列生理功能，如呼吸系统、泌尿系统、生殖系统等

二、组织学的发展简史

如表 1-2 所示。

表 1-2 组织学发展史上的重要事件

人物（国籍，年代）	贡献
詹森兄弟（荷，1590 年）	制作了第一台光学显微镜
胡克（英，1665 年）	“细胞”概念的提出
比沙（法，1801 年）	“组织”概念的提出
施莱登和施万（德，1838 年）	提出“细胞学说”
魏尔啸（德，1858 年）	提出了“细胞病理学说”
高尔基（意）和卡哈尔（西）（1906 年）	建立镀银染色法
卢斯卡和科诺尔（德，1932 年）	制作了第一台电子显微镜

组织学分为基本组织学和器官组织学，前者包括四大基本组织：上皮组织、结缔组织、肌组织和神经组织。器官组织学以构成各个系统的器官为中心，介绍每个器官的组织结构特点和相应生理功能。

三、组织学研究方法及技术

（一）光镜技术（light microscopy，LM）

分辨率约 0.2μm，为裸眼的 1000 倍。

1. 普通光镜技术

（1）石蜡切片术：是研究组织器官微细结构最常用的组织学技术。

（2）冷冻切片术：为更好地保存组织细胞内的酶活性和脂类成分等，组织取材后，经液氮（−196℃）迅速冷冻，恒冷箱切片机制作冰冻切片，进行各种组织化学或免疫细胞化学染色等处理。

（3）涂片术：血液、精液、游离细胞、脱落细胞等可直接涂在载玻片上。

（4）铺片术：一些较薄的组织，如肠系膜、疏松结缔组织等柔软组织制成薄片，肠管等亦可分层制成薄片，贴于载玻片上。

（5）磨片术：骨和牙等坚硬的组织可经研磨制成薄片。

取材

↓

固定：固定剂，常用甲醛、乙醇、丙酮等（凝固蛋白质）

↓

脱水：乙醇或丙酮脱水，二甲苯置换乙醇

↓

石蜡包埋

↓

切片，二甲苯脱蜡

↓

染色：最常用苏木精（hematoxylin）和伊红（eosin）染色，即HE染色。

- 苏木精为碱性染料，可将细胞核内的染色质以及细胞质内的核糖体等具有嗜碱性（basophilia）的物质染成（紫）蓝色。
- 伊红为酸性染料，可将细胞质以及细胞外基质中具有嗜酸性（acidophilia）的物质染成粉红色。

↓

乙醇脱水、二甲苯透明、封片

上述几种制片均可进行固定和各种染色等处理。

2. 特殊显微镜技术

（1）荧光显微镜：以紫外线为光源，激发组织细胞内能够产生荧光的物质或者荧光染料，使之发出不同颜色的荧光。适于观察组织细胞内各种自发荧光物质，也可观察被荧光素或者荧光染料标记的组织细胞结构，是目前生物医学研究最常用的显微镜之一。

（2）（倒置）相差显微镜：利用活细胞内各种结构对光产生的折射不同（相位差）转换为明暗差别（振幅差）的特性，使观察对象结构反差明显。主要用于观察活细胞和未经染色的组织细胞的形态结构，而倒置显微镜主要观察生长在培养皿中的活细胞，亦可进行摄像并记录活细胞的增殖、分裂和运动等行为。

(3) 激光扫描共聚焦显微镜(laser scanning confocal microscope, LSCM):以激光作为激发光源,通过计算机辅助,获取组织细胞的微细结构,进行荧光图像分析。与普通荧光显微镜相比,LSCM类似临床检查用的CT,可对较厚组织切片进行连续精确的断层扫描,获得不同层面的精细图像,经计算机处理,可显示三维图像。LSCM在分辨率、灵敏度、清晰度及对比度等方面均具有明显的优势;亦可动态观察体外培养的活细胞,是目前生命科学领域最常用的研究工具。

(二) 电镜技术

电镜技术是用电子束代替可见光作光源,电磁透镜替代光学透镜,将肉眼看不见的电子束成像于荧光屏上,分辨率为0.1～0.2nm,故电镜下所看到的结构称超微结构。

1. 透射电镜(transmission electron microscope, TEM) 因电子束穿透观察的组织后,经电磁场的聚合放大,在荧光屏上显像,故TEM主要用于观察组织细胞内部的微细结构。当组织细胞成分被重金属盐染色,电子束照射时,多被散射,投射至荧光屏上的电子少,呈较暗的图像,称电子密度高;反之图像则较明亮,称电子密度低,可依据电镜图像的黑白浓淡不均影像识别超微结构。

2. 扫描电镜(scanning electron microscope, SEM) 通过极细的电子束在样品表面逐行扫描,样品表面产生的二次电子被探测器收集,形成电信号,显像在荧光屏上。主要用于观察较大的样品表面结构,图像富有三维感。目前的电镜均配备有数码成像系统,方便应用。

(三) 组织化学与细胞化学技术

组织化学(histochemistry)与细胞化学(cytochemistry)技术是利用物理和化学反应的原理,使组织细胞内某种待检化学成分形成有色沉淀物,在光镜或电镜下对其进行定性、定位及半定量等研究。

1. 糖类显示法　过碘酸-希夫反应（PAS 反应）的基本原理是组织细胞内含糖物质可被过碘酸氧化为醛，后者遇到反应液中无色的希夫试剂，使之还原为紫红色。PAS 反应为显示组织细胞内含糖类物质最常用的方法。

2. 酶类显示法　利用各种酶特异性地分解相应底物、产生的反应物与捕获剂发生反应，形成有色终产物的特点，通过终产物显色的深浅程度可判断酶活性的有无与强弱，如胆碱酯酶、氧化还原酶以及过氧化物酶等。

3. 脂类显示法　用油红 O 和苏丹类脂溶性染料染色，脂类可被相应染料染色。

（四）免疫组织化学或免疫细胞化学技术

免疫组织化学（immunohistochemistry）或免疫细胞化学（immunocytochemistry）技术是基于抗原-抗体特异性结合的免疫学原理，检测组织细胞内的多肽和蛋白质等大分子物质。首先需制备相应分子的抗体，用荧光素、酶或胶体金等标记物标记抗体，进而使其与相应的组织细胞的抗原物质特异性结合。利用标记物的特性，于不同种类的显微镜下观察抗原物质的存在部位。该方法主要显示肽或蛋白质等物质的存在与分布。

（五）原位杂交技术（核酸分子杂交组织化学技术）

原位杂交技术是用带有标记物的已知碱基序列的核酸探针，根据碱基互补配对原则，检测样品中相应的 DNA 或者 mRNA 的表达，为原位研究组织细胞内相关基因的存在或表达的常用方法。

（六）图像分析术

图像分析术是应用数学和统计学原理，对观察的切片获取的平面图像进行处理，获得组织细胞以及细胞内结构和成分的数量、体积、面积、直径、周长等参数。此外，亦可根据连续的组织切片进行计算机三维重建，获得所研究的组织、细胞微细结构的立体结构模型，称为体视学。

（七）体外培养技术

体外培养技术包括细胞培养和组织培养，指在无菌条件下，将从人体或动物体分离获得的细胞或组织块置于模拟体内环境的体外培养条件下培养，是目前生命科学研究领域中常用的技术方法，广泛用于各种研究。

（八）组织工程技术

组织工程技术是将组织学与材料科学相结合的一门新兴交叉学科，主要是利用组织细胞培养技术，体外构建三维组织或器官，用于人体组织器官损伤、缺失的修复或替代等，将是未来医学发展的重要方向之一。

（周德山　杨　姝）

第2章

上皮组织

上皮组织（epithelial tissue）简称上皮（epithelium），由大量形态较规则并排列紧密的细胞和少量的细胞外基质所组成。

一般结构特点
- 细胞多、排列紧密；细胞外基质少
- 大多无血管，有丰富的感觉神经末梢

上皮细胞具有极性（polarity）：即不同表面在结构和功能上具有明显的差别。

- 游离面：上皮细胞朝向体表或有腔器官内腔的一面。
- 基底面：与游离面相对的朝向深部结缔组织的面。
- 侧面：细胞之间的连接面。

功能：保护、吸收、分泌和排泄等功能。

分类：根据功能主要分为被覆上皮（covering epithelium）和腺上皮（glandular epithelium）。

一、被覆上皮

覆盖于体表或衬于有腔器官的腔面。

（一）被覆上皮的类型和分布

根据构成细胞的层数和垂直切面细胞（或表层细胞）的形状进行分类（表2-1）。

表 2-1 被覆上皮的类型和分布

	上皮类型	主要分布
单层上皮	单层扁平上皮	内皮（endothelium）：心、血管和淋巴管的腔面 间皮（mesothelium）：胸膜、腹膜和心包膜的表面
	单层立方上皮	甲状腺滤泡、肾小管上皮等
	单层柱状上皮	胃、肠和子宫等腔面
	假复层纤毛柱状上皮	呼吸管道等腔面
复层上皮	复层扁平上皮	未角化的：口腔、食管和阴道等腔面 角化的：皮肤的表皮
	复层柱状上皮	眼睑结膜和男性尿道
	变移上皮	肾盏、肾盂、输尿管和膀胱等腔面

（二）被覆上皮的结构和主要功能

如表 2-2 所示。

表 2-2 被覆上皮的结构和功能

上皮类型	结构特点	功能
单层扁平上皮	细胞扁平呈不规则形，核椭圆形，位于细胞中央。细胞边缘呈锯齿状互相嵌合，似鱼鳞状，亦称鳞状上皮	保持器官表面光滑，利于血液和淋巴液的流动、减缓器官间的摩擦等
单层立方上皮	细胞呈立方形，细胞核圆形，位于细胞中央	吸收和分泌
单层柱状上皮	细胞呈柱状，细胞核长圆形，长轴与细胞长轴平行，位于细胞近基底部。柱状细胞间夹有杯状细胞，形似高脚酒杯，底部狭窄，含深染的核，顶部膨大，充满分泌颗粒（胞浆含有黏原颗粒，为一种糖蛋白，PAS 反应阳性）	有吸收或分泌的功能，杯状细胞分泌黏液可润滑和保护肠黏膜上皮

续表

上皮类型	结构特点	功能
假复层纤毛柱状上皮	由柱状细胞、梭形细胞、锥形细胞和杯状细胞组成。其中柱状细胞最多，游离面有大量纤毛。因构成上皮的细胞形态不同、高低不等，细胞核的位置不在同一水平上，但细胞基底部均附在基膜上，故垂直切面观察似复层，实为单层	分泌和保护等作用
复层扁平上皮（复层鳞状上皮）	多层细胞构成。基底细胞（紧靠基膜，具有旺盛的分裂能力）→数层多边形的细胞→几层梭形细胞→最表层为扁平细胞	耐摩擦和阻止异物侵入，受损伤后可再生修复
变移上皮	由多层细胞构成，可分为表层细胞、中间层细胞和基底层细胞。最表层细胞体积较大，呈立方形，可覆盖几个中间层细胞，称盖细胞。细胞形状和层数可随器官的收缩与扩张状态而变化	保护作用

二、腺上皮和腺

腺上皮：由腺细胞组成的以分泌功能为主的上皮。

腺（gland）：以腺上皮为主要成分的器官或结构。

分类：
- 外分泌腺（exocrine gland）：分泌物经导管排至体表或器官腔内。
- 内分泌腺（endocrine gland）：无导管，分泌物释入血液和（或）淋巴。

外分泌腺的结构：

1. 分泌部　常称腺泡（acinus），由一层腺细胞组成，形状为管状、泡状或管泡状。一些腺体的分泌部与基膜之间存在一种胞体扁平、有突起的细胞，称肌上皮细胞（myoepithelial cell）；组成腺泡的腺细胞，因结构和分泌物性质的不同一般分为浆液性细胞和黏液性细胞，两者结构及功能的比较如表 2-3 所示。

腺细胞：
- 浆液性细胞→浆液性腺泡→浆液性腺（腮腺）
- 浆液性细胞、黏液性细胞→混合性腺泡→混合性腺（下颌下腺、舌下腺）
- 黏液性细胞→黏液性腺泡→黏液性腺（十二指肠腺）

表 2-3　浆液性细胞和黏液性细胞结构及功能的比较

			浆液性细胞	黏液性细胞
结构	光镜	胞体	锥体形或柱状	锥体形或柱状
		胞核	圆形，近细胞基底部	扁圆形，位于细胞基部
		胞质	基底部胞质呈强嗜碱性，顶部胞质充满嗜酸性酶原颗粒	核周少量胞质呈嗜碱性，细胞顶部充满大量黏原颗粒，HE 染色呈泡沫或空泡状
	电镜		基底部有密集的粗面内质网，核上方有发达的高尔基复合体和分泌颗粒	基底部有密集的粗面内质网，核上方有发达的高尔基复合体和黏原颗粒
功能			合成与分泌蛋白质，胞吐方式释放酶	合成与分泌蛋白质，胞吐方式释放糖蛋白

分泌物排出方式有三种：

- 局浆分泌：细胞以胞吐方式排出分泌物，腺细胞结构保持完整，如胰腺外分泌细胞。
- 顶浆分泌：细胞内分泌颗粒聚集在细胞顶部，分泌时连同细胞顶部的胞质一起脱落，如乳腺、大汗腺和耵聍腺等。
- 全浆分泌：分泌时细胞内聚集大量的分泌物，核固缩，细胞器消失，整个细胞崩解，随分泌物一起排出，如皮脂腺和睑板腺。

2. <u>导管</u>　直接与分泌部通连，由单层或复层上皮构成，将分泌物排至体表或器官腔内。

三、上皮细胞的特化结构

上皮细胞特化结构的比较如表 2-4 所示。

表 2-4　上皮细胞特化结构的比较

	名称	结构	功能
游离面	微绒毛(microvillus)	游离面细胞膜和细胞质共同伸出的指状突起，内部为微丝。微丝上端附着于微绒毛顶部，下端与细胞顶部胞质的终末网（微丝网）相连。光镜下不易辨认，常形成纹状缘或刷状缘	微绒毛使细胞的表面积显著增大，有利于细胞的吸收功能
游离面	纤毛(cilium)	游离面细胞膜和细胞质伸出的粗而长的突起，内部为微管（中央两条单独的微管，周围 9 组二联微管，即 9+2 结构）。纤毛基部有一致密的基体，纤毛的微管与基体的微管相连。光镜下可见	定向节律性摆动，可将黏附在上皮表面的分泌物和颗粒状物质向一定方向推送
侧面	紧密连接(tight junction)	位于细胞侧面顶端，相邻细胞膜形成点状融合，融合处细胞间隙消失，非融合处有极窄的间隙	封闭细胞间隙，阻挡物质穿过，具有屏障作用
侧面	黏合带(adhesion belt)	紧密连接下方。相邻细胞间隙内有丝状物连接相邻细胞膜，胞膜的胞质面有薄层致密物和微丝。微丝参与构成终末网	黏合作用，保持细胞形状，传递细胞收缩力
侧面	桥粒(desmosome)	位于黏合带下方，呈纽扣状，细胞膜外为低电子密度丝状物；细胞间隙中央有致密中间线；细胞膜内有厚而致密的桥粒斑，胞质内中间丝（张力丝）附着其上并折成袢状返回胞质	固定和支持作用，最牢固的细胞连接，分布在皮肤、食管
侧面	缝隙连接(gap junction)	细胞侧面的下方，相邻两细胞膜间有连接小体对接，连接小体由 6 个连接蛋白分子围成，中央有小管，形成细胞间直接交通的管道	交换某些小分子物质和离子，传递化学信息，调节细胞的分化和增殖，传递电冲动

续表

	名称	结构	功能
基底面	基膜 (basement membrane)	上皮细胞基底面与深部结缔组织之间的一薄层均质膜。HE染色呈粉红色。电镜下分为基板和网板两部分，基板由上皮细胞分泌产生，分为透明层和致密层；网板由结缔组织中的成纤维细胞分泌，由网状纤维和基质构成。假复层纤毛柱状上皮和复扁上皮的基膜较厚	支持、连接、固着作用、半透膜、引导上皮细胞移动、影响细胞的增殖和分化
	质膜内褶 (plasma membrane infolding)	基底面细胞膜向胞质内折形成内褶，内褶间有大量线粒体	扩大细胞基底部的表面积，有利于水和电解质的迅速转运
	半桥粒 (hemidesmosome)	桥粒结构的一半	将上皮细胞固着在基膜上

连接复合体（junctional complex）：指同时存在有两个或两个以上的细胞连接。

（吴　波　季凤清）

第3章

结缔组织

结缔组织（connective tissue）是人体内分布最广的基本组织，由细胞和丰富的细胞外基质构成。细胞外基质包括丝状的纤维、无定形基质和不断循环更新的组织液。

共同特点：
- 细胞种类多，但数量相对较少，细胞外基质多
- 细胞无极性，血管丰富
- 细胞外基质包括纤维、无定形的基质和组织液。分布广，形态多样

功能：具有连接、支持、营养、保护、损伤修复等功能。

起源：胚胎时期的间充质（由间充质细胞和无定形基质构成，不含纤维）。

间充质细胞：
- 形态：较大，呈星状，细胞间以突起互相连接成网；核大，卵圆形，核仁明显；胞质呈弱嗜碱性。
- 功能：分化程度低（在胚胎时期能分化成多种结缔组织细胞、内皮细胞、平滑肌细胞等。成体结缔组织内仍保留少量未分化的间充质细胞）。

- 广义结缔组织：包括疏松结缔组织、致密结缔组织、脂肪组织、网状组织、血液、淋巴、软骨组织和骨组织。
- 狭义结缔组织（也称为固有结缔组织）：指疏松结缔组织、致密结缔组织、脂肪组织和网状组织。

一、疏松结缔组织

疏松结缔组织（loose connective tissue）又称蜂窝组织。特点：分布广泛、细胞种类多、纤维数量少（排列稀疏）、血管丰富。

（一）细胞

构成疏松结缔组织的主要细胞有：成纤维细胞（fibroblast）、巨噬细胞（macrophage）、浆细胞（plasma cell）、肥大细胞（mast cell），以及脂肪细胞、未分化的间充质细胞（undifferentiated mesenchymal cell）和白细胞等（表 3-1）。

相关概念：

趋化性（chemotaxis）：巨噬细胞等沿某些化学物质的浓度梯度进行活跃的变形运动，聚集到产生和释放这些化学物质的病变部位，这种特性称为趋化性。这类化学物质称为趋化因子（chemotactic factor），如补体 C5a、细菌的产物、炎症组织的变性蛋白等。

吞噬作用：巨噬细胞经变形运动抵达病变部位后，伸出伪足黏附和包围细菌、异物、衰老的细胞碎片等，进而摄入胞质内，形成吞噬体或吞饮泡。吞噬体、吞饮泡与初级溶酶体融合，形成次级溶酶体，异物颗粒被溶酶体酶消化分解后，有用成分被机体再利用，其余成分排出细胞外或留在细胞内成为残余体。吞噬作用分为非特异性吞噬和特异性吞噬。

非特异性吞噬：巨噬细胞直接识别和黏附被吞噬物，如碳粒、粉尘、衰老的细胞和某些细菌，并将其吞噬。

特异性吞噬：抗体、补体、纤维黏连蛋白作为识别因子先将细菌、病毒、异体细胞、受损伤的细胞等包裹起来，然后通过它们与巨噬细胞表面相应的受体结合，启动巨噬细胞的吞噬过程，具有显著增强吞噬作用的能力。特异性免疫吞噬作用是巨噬细胞的重要功能特征。

表 3-1　疏松结缔组织中主要细胞的特点

名称	分布	结构特点	功能	其他
成纤维细胞	常附着在胶原纤维、腱、韧带、关节囊等处	形态：HE 染色中，细胞胞体大，扁平有突起。 胞质：胞质较丰富，呈弱嗜碱性。 胞核：较大，扁卵圆形，着色浅，核仁明显。 电镜：含有丰富的粗面内质网、游离核糖体和发达的高尔基复合体	合成与分泌胶原蛋白与弹性蛋白，生成胶原纤维、网状纤维和弹性纤维；合成和分泌糖胺多糖和糖蛋白等基质成分	最主要的细胞成分； 静止时为纤维细胞（较小，呈长梭形，胞质少并呈嗜酸性，胞核小、着色深。电镜下，细胞器少；在一定条件下，能转变为成纤维细胞）
巨噬细胞	散在分布	形态：多样，有突起，功能活跃时伸出较长的伪足。 胞质：呈嗜酸性，含吞噬颗粒和空泡。 胞核：较小，着色深，呈圆形或肾形。 电镜：细胞表面有许多皱褶、小泡和微绒毛，胞质内含大量初级溶酶体、次级溶酶体、吞噬体、吞饮小泡和残余体。近细胞膜的胞质内有较多的微丝和微管	①趋化性和变形运动； ②吞噬作用； ③抗原呈递作用； ④分泌作用，能合成和分泌数十种生物活性物质，参与机体的防御功能	来源于血液中的单核细胞。 活体注射台盼蓝染料或墨汁，可被吞噬，胞质内可见含蓝色或黑色的颗粒，予以鉴别
浆细胞	主要分布于脾、淋巴结以及消化道、呼吸道固有层结缔组织	形态：细胞卵圆形或圆形。 胞质：嗜碱性，核旁有一浅染区。 胞核：圆形，多偏居细胞一侧，染色质呈粗块状、辐射状排列。 电镜：胞质内含有大量粗面内质网和游离核糖体。核旁浅染区内有发达的高尔基复合体和中心体	合成、贮存及分泌抗体即免疫球蛋白，参与机体的体液免疫应答	来源于 B 淋巴细胞。 在抗原刺激下，B 淋巴细胞增殖、分化，转变为浆细胞

续表

名称	分布	结构特点	功能	其他
肥大细胞	沿小血管和小淋巴管分布	形态：较大，呈圆形或卵圆形。 胞质：充满粗大异染性嗜碱性颗粒，可被甲苯胺蓝染成紫红色。 胞核：小而圆，多位于中央	通过脱颗粒等，参与过敏反应	合成的组胺、嗜酸性粒细胞趋化因子和肝素等储存于颗粒内，而白三烯等储存在胞质内
脂肪细胞	单个或成群存在	形态：胞体大，呈球形或多边形。 胞质：充满脂滴，其余胞质被脂滴挤至细胞周缘呈新月形。HE染色标本脂滴被溶解，故细胞呈空泡状。 胞核：被挤压成扁圆形，位于细胞一侧	合成和贮存脂肪，参与脂质代谢	
未分化的间充质细胞	常在小血管尤其是毛细血管周围	形态似纤维细胞，呈梭形或星形	可增殖分化为成纤维细胞、脂肪细胞、平滑肌和内皮细胞等	成体结缔组织中的干细胞具有较强的增殖和多向分化潜能
白细胞	聚集于产生趋化因子的部位	见“血液”章	参与免疫应答和炎症反应	

抗原呈递作用：巨噬细胞在发挥吞噬作用的同时，能捕捉、加工处理和呈递抗原。即巨噬细胞在吞噬分解抗原物质时，能够将抗原中最具特征性的分子基团（称抗原肽）予以保留，并与巨噬细胞内的 MHC-Ⅱ类分子结合，形成抗原-MHCⅡ类分子复合物，表达在巨噬细胞表面，将抗原成分呈递给 T 淋巴细胞，启动机体的免疫应答反应。

（二）纤维

包括胶原纤维（collagenous fiber）、弹性纤维（elastic fiber）和网状纤维（reticular fiber）三种，胶原纤维数量最多（表 3-2）。

表 3-2　疏松结缔组织中三种纤维的比较

名称	结构		化学成分	功能特点
	光镜	电镜		
胶原纤维	HE 染色呈浅红色。粗细不等，呈波浪形，互相交织	由胶原原纤维组成，呈明暗交替的周期性横纹，横纹周期约 64nm	Ⅰ型和Ⅲ型胶原蛋白	韧性大和抗拉力强
弹性纤维	HE 染色呈淡红色。较细，末端常卷曲、有分支，交织成网、表面光滑	核心部分为电子密度低的弹性蛋白，外周覆盖电子密度较高的微原纤维	原纤维蛋白（构成微原纤维）和弹性蛋白	富有弹性，韧性差
网状纤维	HE 染色的标本中不着色。较细，分支多，交织成网，具有嗜银性	由胶原原纤维构成，存在明暗交替的周期性横纹	Ⅲ型胶原蛋白	构成微细支架

（三）基质

基质是一种由生物大分子构成的胶状物质，无色透明，具有一定黏性，空隙中含有组织液。构成基质的大分子物质包括蛋白多糖和糖蛋白。

1. 分子筛　透明质酸为构成蛋白多糖复合物的主干，其他糖胺多糖以蛋白质为核心构成蛋白多糖亚单位，后者通过连接蛋白结合在透明质酸长链分子上，彼此间存在一定空隙，故称分子筛。

作用：使基质成为限制细菌和肿瘤细胞等扩散的防御屏障。

2. 组织液　由毛细血管的动脉端渗出的水和一些小分子物质（氨基酸、葡萄糖和电解质）组成。组织液经过组织细胞的物质交换后，再通过毛细血管的静脉端或毛细淋巴管吸收入血液或淋巴内。

作用：是细胞摄取营养物质和排出代谢产物的媒介，是细胞赖以生存的内环境。

二、致密结缔组织

致密结缔组织是以纤维为主要成分的结缔组织，纤维较粗大、排列紧密，以支持和连接为主要功能。分三类：

1. 规则的致密结缔组织　如肌腱。主要由密集的胶原纤维顺着应力方向平行排列成束。纤维束之间有腱细胞（一种形态较特殊的成纤维细胞）。

2. 不规则致密结缔组织　如真皮、硬脑膜。较粗大的胶原纤维纵横交织，形成致密的三维网状结构。纤维之间存在成纤维细胞。

3. 弹性组织　如项韧带、黄韧带。含有较粗大的弹性纤维，平行排列成束，弹性纤维间亦存在成纤维细胞。

三、脂肪组织

1. 黄色脂肪组织　由单泡脂肪细胞构成，细胞内仅有一个大的脂滴，细胞核扁圆形，位于周边。为体内最大的贮能库，参与能量代谢、产生热量、维持体温作用。

2. 棕色脂肪组织　由多泡脂肪细胞构成，细胞内含多个大小不等的脂滴，细胞核圆形，位于中央。新生儿及冬眠动物较多，产生大量热能。

四、网状组织

网状组织（reticular tissue）由网状细胞和网状纤维构成。

网状细胞：为有突起的星形细胞，相邻细胞的突起连接成网。细胞核较大，圆形或卵圆形，着色浅。胞质内含有大量粗面内质网。

网状纤维：由网状细胞产生。是网状细胞依附的支架。

网状组织是造血器官和淋巴器官的基本组织成分。参与构成造血组织和淋巴组织的支架，为血细胞的发生和淋巴细胞的发育提供适宜的微环境。

（吴　波）

第4章

血液

- 血液（Blood）
  - 血浆（plasma）：占55%，包括水、血浆白蛋白、脂蛋白、无机盐、酶、激素、维生素和各种代谢产物
  - 血细胞：占45%
    - 红细胞：男（4.0～5.5）$\times 10^{12}$/L，女（3.5～5.0）$\times 10^{12}$/L
    - 白细胞：（4.0～10）$\times 10^{9}$/L
      - 有粒白细胞
        - 中性粒细胞：50%～70%
        - 嗜酸性粒细胞：0.5%～3%
        - 嗜碱性粒细胞：0～1%
      - 无粒白细胞
        - 淋巴细胞：20%～30%
        - 单核细胞：3%～8%
    - 血小板：（100～300）$\times 10^{9}$/L

血清（serum）：不加抗凝剂，血液凝固后，静置血块周围析出的淡黄色清亮的液体为血清。与血浆相比，不含纤维蛋白原。

血象：指血细胞的形态、数量、比例和血红蛋白含量的测定结果。

光镜观察血细胞常用 Wright 或 Giemsa 染色血涂片标本的方法。

一、红细胞（erythrocyte/red blood cell，RBC）

1. 形态与功能（表 4-1）

表 4-1 红细胞的形态与功能

直径	7.0～8.5μm
形状	双凹圆盘状，光镜下中央染色较浅、周缘较深
结构	无细胞核和细胞器，胞质内充满血红蛋白（hemoglobin，Hb）。正常成年男性 Hb 为 120～150g/L，女性为 110～140g/L
功能	**携带 O_2 和 CO_2**
生理特性	有一定的弹性和可塑性
寿命	120 天

2. 网织红细胞 即未完全成熟的红细胞，在外周血中少量存在。

（1）特点：细胞内尚残留部分核糖体，用煌焦油蓝染色呈细网状，故称网织红细胞。

（2）数量：在成人，网织红细胞为红细胞总数的 0.5%～1.5%，新生儿可达 3%～6%。

（3）骨髓造血功能障碍患者网织红细胞减少；贫血患者治疗过程中，如果网织红细胞增多，证明造血功能得到有效改善。

3. 红细胞的渗透压与血浆相等。

溶血：血浆渗透压降低→水进入细胞→细胞膨胀甚至破裂→血红蛋白逸出。

溶血后残留的红细胞膜囊称为血影。

血浆渗透压升高→红细胞内的水析出过多→红细胞皱缩。

4. 红细胞膜上的抗原成分是 ABO 血型分类的重要基础。

二、白细胞（leukocyte/white blood cell，WBC）

根据胞质中有无特殊颗粒分为有粒白细胞和无粒白细胞。有粒白细胞根据特殊颗粒的染色性又分为中性粒细胞（neutrophilic granulocyte/neutrophil）、嗜酸性粒细胞（eosinophilic granulocyte/eosinophil）和嗜碱性粒细胞（basophilic granulocyte/basophil）三种；无粒白细胞包括单核细胞（monocyte）和淋巴细胞（lymphocyte）。

1. 中性粒细胞（表 4-2）

表 4-2　中性粒细胞的形态与功能

直径	10～12μm
形状	球形
细胞核	深染，杆状核（幼稚）或分叶核（成熟，2～3 叶居多） • **核左移**：杆状核与 2 叶核的细胞增多，细菌性感染时常见 • **核右移**：4～5 叶核的细胞增多，表明细胞老化、抵抗力弱
细胞质	浅粉红色
胞质颗粒	**嗜天青颗粒**：数量较少，呈浅紫蓝色，体积较大；是一种溶酶体，含酸性磷酸酶和过氧化物酶等，能消化分解吞噬的异物 **特殊颗粒**：较多，呈淡红色，体积较小；是一种分泌颗粒，含碱性磷酸酶、吞噬素、溶菌酶等，具有杀菌作用
功能	活跃的**变形运动**和**吞噬功能**。中性粒细胞吞噬细菌后，自身也常坏死，成为脓细胞
寿命	在血液中停留 6～7 小时，在组织中存活 1～3 天

2. 嗜酸性粒细胞（表 4-3）

表 4-3　嗜酸性粒细胞的形态与功能

直径	10～15μm
形状	球形
细胞核	常分 2 叶

续表

胞质颗粒	**嗜酸性颗粒**：橘红色、粗大、均匀，充满胞质；是一种溶酶体，含酸性磷酸酶、芳基硫酸酯酶、过氧化物酶和组胺酶等
功能	**杀灭寄生虫和减轻过敏反应**
寿命	在血液中停留数小时，在组织中存活 8～12 天

3. 嗜碱性粒细胞（表 4-4）

表 4-4　嗜碱性粒细胞的形态与功能

直径	10～12μm
形状	球形
细胞核	分叶或呈 S 形或不规则形，着色较浅。
胞质颗粒	**嗜碱性颗粒**：异染性，紫蓝色，大小不等，分布不均，常覆盖在核上；是一种分泌颗粒，含有肝素、组胺、嗜酸性粒细胞趋化因子等
功能	**参与过敏反应**
寿命	在组织中存活 12～15 天

4. 单核细胞（表 4-5）

表 4-5　单核细胞的形态与功能

直径	14～20μm，白细胞中体积最大
形状	圆形或椭圆形
细胞核	卵圆形、肾形、马蹄形或不规则形等，着色较浅。
细胞质	丰富，弱嗜碱性，呈**灰蓝色**，含有许多细小的嗜天青颗粒，具有溶酶体的结构特点，含酸性磷酸酶和过氧化物酶
功能	活跃的**变形运动**和**吞噬功能**
寿命	在循环血中停留 1～5 天后，进入组织和体腔，分化为巨噬细胞

5. 淋巴细胞（表 4-6）

表 4-6 淋巴细胞的形态与功能

直径	小淋巴细胞 6～8μm（最多）；中淋巴细胞 9～12μm；大淋巴细胞 13～20μm
形状	圆形或椭圆形
细胞核	小淋巴细胞核呈圆形，一侧常有小凹陷，染色质致密呈块状，着色深，核占细胞的大部。中淋巴细胞和大淋巴细胞的核椭圆形，染色质较疏松，着色较浅
细胞质	小淋巴细胞胞质很少，在核周形成一窄缘，嗜碱性，染成蔚蓝色，含少量嗜天青颗粒。中淋巴细胞和大淋巴细胞胞质较多，胞质内亦可见少量嗜天青颗粒
分类	T 细胞（占 75%）、B 细胞（占 15%）和 NK 细胞（占 10%）等
功能	**参与机体的免疫功能**

三、血小板（blood platelet）

血小板的形态与功能如表 4-7 所示。

表 4-7 血小板的形态与功能

直径	2～4μm
形状	系骨髓**巨核细胞胞质**部分脱落的小片，呈双凸扁盘状；在血涂片中，单个或聚集成群存在，无核，表面有完整的细胞膜
细胞质	中央为颗粒区，有密集的紫蓝色颗粒，包括特殊颗粒和致密颗粒，内含各种参与止血和凝血的主要物质；周边部为透明区，呈均质浅蓝色
功能	参与止血和凝血过程，并具有保护血管内皮，参与内皮损伤修复等作用
寿命	7～14 天

四、淋巴（lymph）

淋巴是淋巴管内流动的液体，组织液进入毛细淋巴管内形成。在回流过程中经过淋巴结时，加入淋巴细胞的淋巴最终汇入静脉。

淋巴是组织液回流的辅助渠道，在维持机体组织液动态平衡中起重要作用。

五、造血器官和血细胞发生

胚胎不同时期的造血器官如表 4-8 所示。

表 4-8　胚胎不同时期的造血器官

时间	部位
胚胎第 3 周	卵黄囊壁的血岛
胚胎第 6 周	肝
胚胎第 12 周	脾
胚胎 20 周及出生后	红骨髓

（一）红骨髓

- 组成
  - 造血组织
    - 网状组织──→构成支架
    - 造血细胞──→造血
    - 基质细胞──→形成造血诱导微环境
  - 血窦──→成熟血细胞由此进入外周血

（二）造血干细胞（hematopoietic stem cell，HSC）

1. 起源于卵黄囊血岛，出生后主要存在红骨髓，占骨髓有核细胞的 0.5%，为多能干细胞。

2. 在造血微环境和一些因子的调节下，先增殖、分化为各类血细胞的祖细胞，进而分化为各类成熟血细胞。

3. 生物学特性

（1）很强的增殖潜能：生理状态下，多数 HSC 处于静止期，但在一定条件下能反复分裂、大量增殖。

（2）高度自我更新和自我复制能力：细胞分裂后的子代细胞基本上保持亲代细胞的所有特征，这种能力维持终生。

（3）多向分化能力：能分化形成不同的祖细胞（定向干细胞），如红细胞系祖细胞、粒细胞-单核细胞系祖细胞、巨核细胞系祖细胞、淋巴细胞系祖细胞。

（三）血细胞的发生和形态演变

原始阶段 ⟶ 幼稚阶段（早、中、晚）⟶ 成熟阶段

血细胞发生的形态演变规律如表 4-9 所示。

表 4-9　血细胞发生的形态演变规律

细胞体积	大→小，但巨核细胞小→大
细胞核	大→小，但巨核细胞小→大，RBC 核最后消失，粒细胞核由圆形变成杆状至分叶
染色质	细疏→粗密，染色浅→深
核仁	明显→消失
细胞质	少→多，特殊成分从无到有、逐渐增多
细胞分裂能力	从有到无，但淋巴细胞仍保持很强的潜在分裂能力

（周德山　杨　姝）

第 5 章

软骨和骨

软骨和骨组成人体的骨骼系统，主要成分为软骨组织和骨组织，为高度特化的结缔组织，主要特点是细胞外基质为固态。

一、软骨（cartilage）

软骨的结构和功能如表 5-1 所示。

表 5-1 软骨的结构和功能

		结构特点	其他
软骨	软骨组织	由软骨细胞和软骨基质构成，无血管、神经、淋巴管	胚胎早期的主要支架（随着胎儿发育逐渐被骨取代），在成体内散在分布。功能依所处部位而异
	软骨膜	致密结缔组织，富含血管、神经、淋巴管	为软骨组织提供营养

（一）软骨组织（cartilage tissue）

软骨组织
- 软骨的细胞：包括三种类型，即骨祖细胞、成软骨细胞及软骨细胞
- 软骨基质：具有可渗透性，有利于软骨膜血管渗出的营养物质扩散入软骨深部

1. 软骨的细胞（表 5-2）

表 5-2 软骨的细胞特点和功能

类型	分布	结构特点	功能
骨祖细胞 (osteoprogenitor cell)	软骨组织和软骨膜的交界处	细胞小，呈梭形，胞质少，核细长，着色深	软骨组织的干细胞。在胚胎时期，根据其分部部位及所受刺激的不同，分化为成软骨细胞或成骨细胞
成软骨细胞 (chondroblast)	紧贴软骨组织的软骨膜内	胞体扁圆，体积小	合成、分泌软骨基质并被其包埋
软骨细胞 (chondrocyte)	软骨陷窝内。组织周边的细胞单个分布，靠近组织中心处成群聚集，形成同源细胞群	周边的细胞幼稚，体积小，呈扁圆形，长轴与软骨表面平行；越靠近软骨中心，细胞越成熟，体积越大。成熟细胞圆形或椭圆形，核圆，胞质弱嗜碱性，富含粗面内质网和高尔基复合体，线粒体少	分泌软骨基质

同源细胞群（isogenous group）：近软骨组织中心处，软骨细胞成群分布（多为 2～8 个聚集）于同一软骨陷窝内，每一群软骨细胞由一个幼稚软骨细胞分裂而来，故称为同源细胞群。

软骨陷窝（cartilage lacunae）：软骨基质内，软骨细胞所在的腔隙，周围的基质形成软骨囊。

2. 软骨基质（cartilage matrix）

（1）来源：软骨细胞合成和分泌。

（2）组成

① 无定形基质：由蛋白聚糖和水组成。其蛋白聚糖与疏松结缔组织中的类似，也构成分子筛结构。

软骨囊（cartilage capsule）：基质中各成分分布不均，紧靠软骨陷窝部分硫酸软骨素较多，嗜碱性较强，在 HE 切片上似囊状，保护软骨细胞。

② 纤维：分布于基质中，种类和含量因软骨类型而异。

(3) 功能：① 有利于营养物质随组织液渗透；② 使软骨具有一定的弹性。

（二）软骨膜（perichondrium）

(1) 分布：关节软骨以外的软骨表面。

(2) 组成：致密结缔组织，含有血管、神经、淋巴管。

(3) 功能：营养、保护软骨组织。

（三）软骨的类型

软骨分三类，其分布、结构及功能特点如表 5-3 所示：

表 5-3　三种软骨的比较

分类	分布	结构特点	功能特点
透明软骨（hyaline cartilage）	分布广，包括肋软骨、关节软骨、呼吸道软骨	含Ⅱ型胶原原纤维，细，折光率与基质接近，光镜下不能分辨；同时，基质内含大量水分，故在新鲜时呈半透明状	抗压性强，有一定的弹性和韧性，外力作用下易断裂
弹性软骨（elastic cartilage）	耳郭、会厌、咽喉	新鲜时呈黄色，含弹性纤维，交织成网	弹性强
纤维软骨（fibrous cartilage）	椎间盘、关节盘、耻骨联合	新鲜时呈乳白色，含胶原纤维，平行或交叉排列。软骨细胞少，体积小，基质少	韧性强

（四）软骨的生长

1. 间质生长（interstitial growth）或称软骨内生长　通过软骨细胞的体积增大和分裂，使软骨从内部增长（见于发育早期的软骨）。

2. 外加生长（appositional growth）或称软骨膜下生长　骨膜内的骨祖细胞分裂分化，不断向软骨表面添加新的软骨细胞，并产生基质和纤维（见于发育中和成熟软骨）。

二、骨

组成：由骨膜、骨组织、骨髓、关节软骨以及血管、神经、淋巴管组成。

功能：
- ① 作为器官，具有新陈代谢、生长发育以及损伤修复和重建的能力；
- ② 支持、运动、保护；
- ③ 储存并参与钙、磷代谢，参与血钙、血磷的调节。

（一）骨组织（osseous tissue）

1. 骨基质（bone matrix）

（1）简称骨质，是骨组织中钙化的细胞外基质。

（2）组成：有机成分和无机成分（表 5-4）。

表 5-4　骨基质的特点

组成成分		主要成分	特点和功能
有机成分	纤维	胶原纤维，主要由Ⅰ型胶原组成	占有机质的 90%，分子间空隙较大，有利于骨盐沉积
	基质	蛋白聚糖及其复合物	结合骨盐，参与骨的矿化和吸收，是骨形成的标志；黏合骨盐和胶原原纤维构成骨基质，骨细胞位于骨基质内的骨陷窝
无机成分	即骨盐（bone salt），主要以羟基磷灰石结晶（hydroxyapatite crystal）形式存在		占骨组织干重的 65%，呈柱状或细针状，沿胶原纤维和胶原原纤维长轴排列，并与之紧密结合

（3）类型（表 5-5）

表 5-5　骨质的类型和结构特点

类型	出现时间	结构特点			物理特性
		有机成分		无机成分	
		纤维	骨细胞		
编织骨（woven bone）	胚胎及 5 岁以内儿童的骨质	粗大，排列不规则，呈编织状	多，分布排列无规律，体积大，外形不规则，代谢活跃	少	韧性大，弹性好
板层骨（lamellar bone）	5 岁后	细，排列规律，同一层骨板内的纤维平行排列，相邻骨板内的则相互垂直，与基质紧密结合形成骨板（bone lamella）	小，胞体位于相邻骨板之间的骨基质中的骨陷窝内，长轴平行于胶原纤维长轴排列；突起位于骨小管内	多	硬度好，抗张力

密质骨（compact bone）：在长骨骨干、扁骨和短骨表层，骨板层数多、排列规则，所有骨板紧密结合。

松质骨（spongy bone）：在长骨骨骺和骨干内表面、扁骨的板障和短骨中心等处，骨板不规则，排列形成针状或片状的骨小梁（bone trabecula），其交织成多孔立体网格结构，网孔大小不一。

2. 骨组织的细胞　骨组织的细胞有四种：骨祖细胞（osteoprogenitor cell）、成骨细胞（osteoblast）、骨细胞（osteocyte）和破骨细胞（osteoclast）（表 5-6）。

表 5-6 骨组织的四种细胞比较

		骨祖细胞	成骨细胞	骨细胞	破骨细胞
来源		间充质干细胞	骨祖细胞	成骨细胞	单核细胞融合而成
位置		骨膜内面	骨组织表面	骨组织内	近骨髓腔面的骨组织表面
结构特点	形状	小，梭形	矮柱状，胞体大（功能活跃时有突起）	新生细胞与成骨细胞类似；成熟的细胞较小，扁椭圆形，有突起	体积大
	光镜	胞质弱嗜碱性，核椭圆形或扁平形，染色浅，HE 染色不容易识别	核位于远离骨表面的一端，大而圆，染色浅；胞质嗜碱性	胞质弱嗜碱性或嗜酸性	多核（位于远离骨组织的一侧）；胞质嗜酸性，或为泡沫状；靠近骨组织一侧有皱褶缘
	电镜	含少量核糖体和线粒体	含丰富的粗面内质网、游离核糖体、高尔基体；相邻细胞间的突起形成缝隙连接	细胞器少，相邻细胞形成缝隙连接	粗面内质网，高尔基复合体，线粒体和丰富溶酶体；亮区：富含微丝，但缺乏细胞器
功能		增殖分化为成骨细胞，参与骨的生长、改建或骨折修复	①合成、分泌骨胶原纤维和基质；②释放基质小泡，促进类骨质的矿化；③分泌细胞因子，调节骨组织的生成、吸收和代谢	①成骨，更新、维持骨基质；②参与钙、磷代谢	溶解吸收骨质

骨陷窝（bone lacuna）：骨细胞胞体存在的空间。

骨小管（bone canaliculus）：骨细胞突起存在的空间。

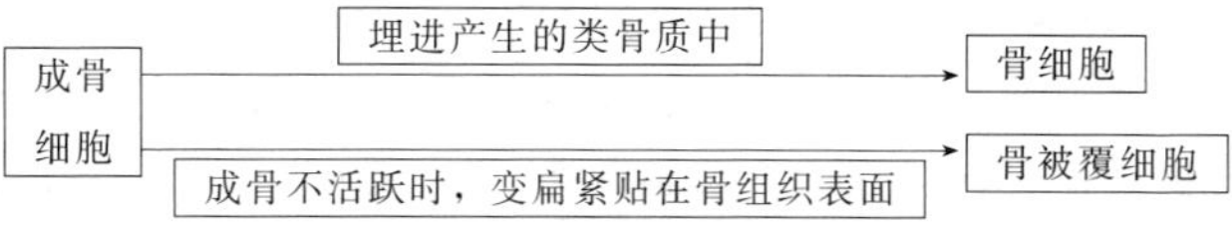

吸收陷窝：破骨细胞亮区细胞膜紧贴骨组织，使皱褶缘处和对应的骨表面之间封闭形成一个密闭的腔隙，即一个特殊微环境，破骨细胞在此释放水解酶和有机酸，溶解骨盐，分解有机成分。

（二）长骨的结构

1. 骨干　主要为密质骨构成，由环骨板、骨单位（osteon）及间骨板构成（表 5-7）。

表 5-7　长骨骨干密质骨的特点

骨板类型	分布		组织结构
环骨板	外环骨板	骨干外侧	厚，数层到十多层骨板，环绕骨干平行排列
	内环骨板	骨干靠近骨髓腔侧	薄，数层骨板，欠平整
骨单位	内、外环骨板之间		数量最多，骨密质的主要结构单位，圆筒状，与骨干长轴平行。中轴为中央管（central canal），周围为骨单位骨板（osteon lamella）。根据骨的粗细不同，有 4～20 层，呈同心圆排列
间骨板	骨单位之间或骨单位与环骨板之间		骨的生长改建过程中，原有骨单位或环骨板未被吸收的残留部分，扇形或不规则形，无血管通道，其内的骨小管偶与骨单位的骨小管相通

穿通管（perforating canal）：与骨干长轴近似垂直走行的小管，内含血管和神经，开口于骨外表面成滋养孔。

黏合线（cement line）：三种骨板之间以及骨单位表面的一层黏合质，是骨盐较多而纤维很少的骨质，在长骨横断面的骨磨片上为折光强的轮廓线。骨单位表面的骨小管在此处返折，不与相邻骨单位的骨小管连通。

2. 骨骺　位于长骨两端，主要由松质骨构成，表面有薄层密质骨，与骨干的密质骨相连续。关节面有关节软骨。骨松质内小的腔隙和骨干中央的腔连通，共同构成骨髓腔，其内充满骨髓。

3. 骨膜　起保护、营养骨组织，为骨的生长修复提供新的成骨细胞等作用（表 5-8）。

表 5-8　骨膜的结构特点

	分布	组织结构
骨外膜	除关节面以外的骨的外表面	厚，致密结缔组织，外层含有粗大的胶原纤维束，交织成网，有些纤维穿过骨膜伸入骨质，称穿通纤维（perforating fiber）；内层纤维少，含骨祖细胞及血管神经
骨内膜	骨髓腔、穿通管和中央管的腔面，相互延续	由一层骨祖细胞组成，纤维细且少

三、骨的发生

骨的发生方式有两种，即膜内成骨和软骨内成骨。

（一）膜内成骨

1. 特点　在原始的结缔组织膜内成骨，额骨、顶骨、下颌骨、锁骨等扁骨和不规则骨等以此种方式发生。

2. 基本过程

（1）胚胎时期，间充质首先分化为原始结缔组织膜，间充质细胞分化为骨祖细胞，并进一步分化为成骨细胞。

（2）成骨细胞形成骨组织，先形成骨组织的部位称为骨化中心（ossification center）。

（3）随着骨化进行，形成针状的骨小梁。此后，成骨细胞不断添加，使骨小梁增长、加粗、增多，形成松质骨。

（4）松质骨表面逐步改建为密质骨，成骨区周围的结缔组织分化为骨膜。

（二）软骨内成骨

1. 特点 在先形成的软骨雏形的基础上，将软骨逐步替换为骨，是人体的大多数骨的成骨方式。

2. 基本过程 以长骨的发生为例，基本过程如下：

（1）软骨雏形形成：在将要成骨的部位，间充质细胞聚集分化为骨祖细胞→分化为软骨细胞→分泌软骨基质，将自身埋于其中，形成软骨组织；周围间充质分化为软骨膜，此软骨外形与将形成的长骨形状类似，称软骨雏形。

（2）骨领形成：软骨雏形中段周围以膜内成骨的方式形成初级骨松质，围绕一圈，似衣领，称骨领。其表面的软骨膜改称骨膜，骨领则逐渐改建成骨干的骨密质。

（3）初级骨化中心和初级骨髓腔形成：软骨雏形中央的软骨细胞体积增大，分泌碱性磷酸酶→软骨基质钙化，软骨细胞凋亡→骨外膜的血管、间充质细胞、骨祖细胞、破骨细胞穿过骨领进入钙化的软骨区→破骨细胞溶解钙化的软骨基质，形成初级骨髓腔（与软骨雏形长轴一致的隧道）；间充质细胞分化为网状细胞，形成网状组织，造血干细胞进入并增殖分化，形成骨髓；骨祖细胞→成骨细胞在残存的软骨基质表面成骨，形成过渡型骨小梁。出现过渡型骨小梁的部位称初级骨化中心。破骨细胞溶解吸收过渡型骨小梁，初级骨髓腔融合形成一个较大的腔，即次级骨髓腔。在此过程中，雏形两端的软骨不断增生，毗邻骨髓腔处不断骨化，从而骨逐渐加长。

（4）次级骨化中心及骨骺形成：出生后数月至数年出现在长骨两端的软骨中央，形成过程与初级骨化中心类似，但骨化是由中央向周围呈辐射状进行，最终骨组织取代软骨组织形成骨骺。骨骺表面不发生骨化，始终保持软骨组织，形成关节软骨，骨骺和骨干之间也保留一层软骨，称骺板（epiphyseal plate）或生长板，是长骨生长的结构基础。17～20 岁时，骺板停止生长并被骨组织取代，长骨因而不再增长，在骨骺和骨干之间可见一条骨化的骺板痕迹，称骺线（epiphyseal line），是判断骨生长的重要指标。

（杜 娟）

第 6 章

肌组织

肌组织（muscular tissue）主要由具有收缩功能的肌细胞组成，肌细胞收缩使机体产生活动或改变器官的形状。

肌组织的组成和类型
- 肌细胞：细长纤维形，又称肌纤维（muscle fiber）。
- 细胞外基质：主要为结缔组织（量少），肌细胞间有血管、淋巴管和神经等存在。

特殊的名称
- 肌膜（sarcolemma）：肌细胞的细胞膜。
- 肌浆（sarcoplasm）：肌细胞的胞质。
- 肌浆网（sarcoplasmic reticulum）：肌细胞的滑面内质网。

肌组织的类型如表 6-1 所示。

表 6-1　肌组织的类型

类型	分布	神经支配及运动特点	横纹
骨骼肌（skeletal muscle）	借肌腱附着于骨骼	受躯体神经的支配，属于随意肌	有，属横纹肌
心肌（cardiac muscle）	心壁及临近心脏的大血管壁上	受自主神经支配，属于不随意肌（收缩有自主节律性）	
平滑肌（smooth muscle）	消化道、呼吸道、血管等中空性器官的壁	受自主神经支配，属于不随意肌	无

一、三种肌组织的光镜结构

1. 主要光镜结构比较（表 6-2）

表 6-2　三种肌组织的光镜结构比较

	立体结构	二维结构	细胞核	横纹	闰盘
骨骼肌	长圆柱状	纵切面长条形；横切面椭圆形或不规则形，大小相当	多个，扁椭圆形，位于**细胞周边，紧贴肌膜分布**	有且明显	无
心肌	短圆柱状，有分支	纵切面呈近似长方形，横切面面积差别较大	1～2 个，卵圆形，位于**细胞中央**	有但不明显	有
平滑肌	梭形	纵切面呈梭形，横切面面积差别大	1 个，杆状，位于细胞中央	无	无

2. 相关概念

（1）横纹（cross striation）

定义：肌纤维表面明暗相间的周期性条带称横纹（肌纤维纵切面上可见）。

结构：包括明带（light band，又称 I 带）和暗带（dark band，又称 A 带）。暗带中央有浅色的 H 带，H 带中央有深色的 M 线，明带中央有一条深色的 Z 线。

（2）肌节（sarcomere）

定义：相邻两 Z 线间的一段肌原纤维。

结构：由 1/2 I 带＋A 带＋1/2 I 带组成。

功能：横纹肌纤维结构和功能的基本单位。

（3）肌原纤维（myofibril）：细丝状结构，直径 1～2μm，有横纹，在骨骼肌纤维中，相邻肌原纤维间横纹的明带和暗带各自互相对齐，使整条肌纤维呈现横纹，光镜和电镜下清晰可见。

（4）闰盘（cardiac disc）

分布：心肌细胞连接处。

结构特点：光镜下染色较深，呈阶梯状或 Z 字形粗线。

二、三种肌组织的超微结构

1. 主要超微结构比较（表 6-3）

表 6-3 三种肌组织的超微结构比较

	肌原纤维	横小管	肌浆网
骨骼肌	有，明显	位置在 A 带和 I 带交界处	发达，与横小管形成三联体
心肌	有，但不明显（由于肌浆内线粒体数量多，使肌原纤维粗细不等，界限不分明）	位置在 Z 线，与骨骼肌纤维的相比，直径较粗	不如骨骼肌纤维的发达，与横小管形成二联体
平滑肌	无	无，但有浅凹（肌膜向肌浆内陷形成）	少

2. 相关概念

(1) 粗肌丝（thick filament）：由肌球蛋白（myosin）分子组成。

- 肌球蛋白分子呈“豆芽”状，分头、杆两部。
- 头、杆连接点及杆上有两处类似关节的可以屈动的结构。
- 在空间排布上，肌球蛋白分子反向平行排列成束，杆朝向 M 线，头朝向 Z 线，并突出于粗肌丝表面，形成横桥（cross bridge）。
- 肌球蛋白头部具有 ATP 酶活性，当与细肌丝的肌动蛋白接触时被激活，分解 ATP 释放能量，使横桥屈动，继而牵引细肌丝向粗肌丝间移动，产生滑动。

(2) 细肌丝（thin filament）：由肌动蛋白（actin）、原肌球蛋白（tropomyosin）和肌钙蛋白（troponin）组成。

- 肌动蛋白由球形肌动蛋白单体连接呈串珠状，并形成双股螺旋链，每个肌动蛋白单体表面有与粗肌丝肌球蛋白头部结合的位点。

- 原肌球蛋白单体由两条多肽链相互缠绕形成，单体之间首尾相连，形成纤维状分子埋在肌动蛋白分子表面的浅沟内，并遮盖肌动蛋白上与肌球蛋白头部结合的位点。
- 肌钙蛋白结构包含三个球形亚单位。其中，TnC 负责与肌浆内 Ca^{2+} 结合，将信息经 TnC 传递给 TnT，引起 TnT 空间构象改变，使 TnT 可与原肌球蛋白相结合，则原肌球蛋白发生位移，从而暴露肌动蛋白上与横桥的结合位点。

(3) 肌原纤维（myofibril)

- 由粗、细肌丝组成；粗、细肌丝规律排列形成明暗相间的横纹。
- 粗肌丝中央固定在 M 线上，两端游离；细肌丝一端固定在 Z 线上，另一端游离，伸入粗肌丝间，并与其平行，收缩时细肌丝沿粗肌丝间滑向中央，整个肌节长度缩短，肌肉收缩。
- A 带：粗、细肌丝；H 带：粗肌丝；I 带：细肌丝。

(4) 闰盘（cardiac disc)

- 心肌细胞间存在连接复合体：细胞与细胞纵向间存在缝隙连接，横向部分位于 Z 线水平，有中间连接和桥粒（使心肌纤维间连接牢固)。
- 功能：闰盘为心肌特有的结构，便于细胞间传递化学信息和电冲动，使心肌收缩、舒张同步化。

(5) 横小管（transverse tubule)

- 由肌膜向肌浆内凹陷形成的管状结构，方向与肌纤维长轴垂直，围绕在肌纤维周围，同一平面内的横小管相互吻合成网。
- 功能：将肌膜的兴奋迅速传导至每个肌节附近。

(6) 肌浆网 (sarcoplasmic reticulum)

- 肌纤维中的滑面内质网。位于横小管间，中部纵行包绕一段肌原纤维，故又名纵小管 (longitudinal tubule)。
- 在横小管两侧（或一侧）的肌浆网膨大成囊状，称终池 (terminal cisternae)。肌浆网膜上有钙泵，借此摄取或释放 Ca^{2+}，调节肌浆内 Ca^{2+} 的浓度。

(7) 三联体 (triad)：在骨骼肌纤维内，由每条横小管与其两侧的终池共同组成。肌膜的兴奋经横小管传递至纵小管，影响终池和肌浆网 Ca^{2+} 泵的活动。

(8) 二联体 (diad)：在心肌纤维内，肌浆网不发达，横小管及其一侧的终池形成二联体。其功能同三联体。

三、骨骼肌纤维收缩的肌丝滑动原理

1. 神经兴奋，神经末梢释放神经递质，作用肌细胞表面相应受体，引起离子通道开或闭，电兴奋以动作电位的方式沿肌膜经横小管传入肌纤维。

2. 在三联体处，横小管膜电位的变化，通过纵小管影响肌浆网的 Ca^{2+} 泵。

3. 肌浆网 Ca^{2+} 泵开放，肌浆网内 Ca^{2+} 顺浓度梯度进入肌浆内，肌浆内 Ca^{2+} 浓度迅速升高。

4. Ca^{2+} 与细肌丝肌钙蛋白结合，引起肌钙蛋白空间构象改变；继而引起细肌丝原肌球蛋白发生位移，暴露肌动蛋白上与粗肌丝的结合位点。

5. 粗肌丝的肌球蛋白头部与细肌丝的肌动蛋白结合，肌球蛋白头部 ATP 酶活性被激活，水解 ATP，释放能量，驱动头部屈动，牵引细肌丝向粗肌丝中央滑动。

注意：粗、细肌丝长度不变，H 带、I 带变窄甚至消失，肌节缩短，骨骼肌纤维收缩。

（杜　娟）

第7章

神经组织

神经组织（nervous tissue）主要由神经细胞（nerve cell）和神经胶质细胞（neuroglial cell）组成，均为具有突起的细胞。

神经细胞，亦称神经元（neuron），是神经系统（nervous system）的结构和功能的基本单位，具有接受刺激、整合信息和传导冲动的能力。

神经胶质细胞对神经元不仅起支持、保护、营养和绝缘等作用，并对脑的正常生理功能和病理变化等方面具有重要的影响。

一、神经元

（一）神经元的结构

1. 胞体　神经元胞体是细胞的营养和代谢中心。胞体的形态有圆形、锥体形、梭形或星形等，亦由细胞膜、细胞质和细胞核三部分构成。

（1）细胞核：位于神经元细胞体的中央，一个，大而圆，核膜明显，异染色质少，故细胞核着色浅，呈空泡状，核内可见较大而圆的核仁。

（2）细胞质：神经元细胞核周围的胞质，光镜下特征性结构为

尼氏体：光镜下呈嗜碱性颗粒或斑块状，电镜下由发达的粗面内质网和游离核糖体构成。功能是合成神经递质和肽类神

经调质所需的酶类和更新细胞器所需的结构蛋白。

神经原纤维：在银染色切片中为许多棕黑色的细丝，原纤维交错成网，并伸入树突和轴突内。电镜下由排列成束的神经丝和微管构成。神经原纤维功能是构成神经元的细胞骨架，并参与神经递质等物质的运输。

(3) 细胞膜：是可兴奋膜，具有接受刺激、处理信息以及产生和传导神经冲动的功能。

2. 树突 (dendrite)

结构特点：
- ① 每个神经元有一至多个树突。
- ② 树突内的结构与胞质基本相似，但无高尔基复合体。
- ③ 树突分支上具有许多棘状的短小突起，称树突棘 (dendritic spine)，它是神经元之间形成突触的主要部位。

功能：树突的功能主要是接受刺激。

3. 轴突 (axon)

结构特点：
- ① 每个神经元只有一个轴突，由胞体发出，有的也可由主树突干的基部发出。
- ② 胞体发出轴突的部位常呈圆锥形，称轴丘；轴丘及轴突内无尼氏体。
- ③ 轴突末端分支较多，称轴突终末，构成电镜下的突触前结构。
- ④ 轴突表面的胞膜称轴膜，内含的细胞质称轴质，轴质内含有神经丝和微管。

功能：轴突的主要功能是传导神经冲动。

轴突运输 (axonal transport)：轴突内的物质运输，称为轴突运输，分两类：

① 慢速轴突运输：胞体内新形成的神经丝、微丝和微管等向轴突终末缓慢的延伸。

② 快速轴突运输（双向）：a. 快速顺向轴突运输，即由胞体向轴突终末运输，包括轴膜更新所需的蛋白质、合成神经递质所需的酶、含神经调质的小泡、线粒体等。b. 快速逆向轴突运输，即由轴突终末向胞体运输，包括轴突终末的代谢产物或由轴突终末摄取的物质。可利用轴突运输的特点，结合一些示踪染料，进行相关神经传导通路等研究。

（二）神经元的分类

神经元的分类如表 7-1 所示。

表 7-1　神经元的分类

分类依据	类型	描述
突起数量	多极神经元	有一个轴突和多个树突
	双极神经元	有两个突起，一个是树突，另一个是轴突
	假单极神经元	从胞体发出一个突起，在不远处呈“T”形分为两支（周围突是分布到周围的其他组织和器官的一支；中枢突是进入中枢神经系统的一支）
轴突长短	高尔基Ⅰ型神经元	具有长轴突（可长达 1m 以上）的大神经元
	高尔基Ⅱ型神经元	具有短轴突（仅数 μm 的小神经元）
神经元功能	感觉神经元（传入神经元）	多为假单极神经元，可接受体内、外的化学或物理性刺激，并将其传向中枢
	运动神经元（传出神经元）	多为多极神经元，将神经冲动传给肌细胞或腺细胞等效应器官
	中间神经元	数量最多，亦为多极神经元，位于前两种神经元之间，起信息加工和传递作用

续表

分类依据	类型	描述
释放的神经递质和调质的化学性质	胆碱能神经元	释放乙酰胆碱
	(去甲）肾上腺素能神经元	释放去甲肾上腺素
	胺能神经元	释放多巴胺和 5-羟色胺等
	氨基酸能神经元	释放 γ-氨基丁酸、甘氨酸、谷氨酸等
	肽能神经元	释放神经多肽，如脑啡肽、P 物质和神经降压素等

（三）突触

1. 概念　神经元与神经元之间，或神经元与效应细胞之间传递信息的部位称突触（synapse）。

2. 分类

（1）电突触：结构基础为缝隙连接，直接将电信号传递至相邻细胞。

（2）化学性突触：以神经递质作为传递信息的媒介，通常所说的突触均指此类。

3. 化学性突触的结构

（1）光镜：最常见的突触形式，是一个轴突终末呈球状或纽扣状膨大，附在另一个神经元的树突、树突棘或胞体表面，构成轴-树、轴-棘以及轴-体突触。在银染色标本中呈棕黑色的小圆形颗粒，称突触扣结。

（2）电镜：突触由突触前成分、突触间隙和突触后成分三部分构成。突触前、后成分彼此相对的胞膜，分别称为突触前膜和突触后膜。两者间宽 15～30nm 的间隙称突触间隙。

（3）突触前成分是神经元的轴突终末，包括突触前膜，许多突触小泡，少量线粒体、滑面内质网、微丝和微管等。突触小泡内含神经递质或神经调质。而突触后膜上存在特异性的神经递质受体和离子通道，传递神经冲动。

当神经冲动沿轴膜传导到轴突终末时，引起突触前成分内突触小泡释放神经递质到突触间隙。神经递质与突触后膜上相应的受体结合，使突触后膜发生兴奋的突触称兴奋性突触，而使突触后膜发生抑制的突触称抑制性突触。

二、神经胶质细胞

神经元与神经元之间，神经元与非神经元之间，除了突触部位以外，一般均被神经胶质细胞分隔、绝缘，以保证信息传递的专一性和不受干扰（表 7-2）。

表 7-2　神经胶质细胞的分类、结构特点与功能

<table>
<tr><th>神经胶质细胞</th><th colspan="2">分类</th><th>分布</th><th>结构特点</th><th>功能</th></tr>
<tr><td rowspan="4">中枢神经系统神经胶质细胞</td><td rowspan="2">星形胶质细胞</td><td>纤维性星形胶质细胞</td><td>中枢神经系统的白质</td><td>① 胞体星形，核大，圆形或卵圆形，染色较浅
② 胞质内含有丰富胶质丝
③ 胞体伸出许多突起，长而直，分支较少</td><td rowspan="3">①支持绝缘；②分泌神经营养因子</td></tr>
<tr><td>原浆性星形胶质细胞</td><td>中枢神经系统的灰质</td><td>① 胞质内胶质丝较少
② 突起较短粗，分支多</td></tr>
<tr><td colspan="2">少突胶质细胞</td><td>神经元胞体附近及轴突周围</td><td>胞体较小，核卵圆形，染色质致密，突起少，分支也少，末端扩展为宽叶片状包绕神经元突起，形成髓鞘</td></tr>
<tr><td colspan="2">小胶质细胞</td><td>血液单核细胞迁移至神经组织后演化而成</td><td>胞体较小，核小，染色深，突起细长有分支</td><td>活化型有吞噬能力，而静止型吞噬能力较小</td></tr>
</table>

续表

神经胶质细胞	分类	分布	结构特点	功能
中枢神经系统神经胶质细胞	室管膜细胞	衬在脑室和脊髓中央管内表面	立方或柱形，表面有许多微绒毛，有些细胞表面有纤毛。部分细胞的基底面有一细长的突起伸向深部	脉络丛的室管膜细胞可产生脑积液
周围神经系统的神经胶质细胞	施万细胞	包裹在突起的周围	包裹在神经轴突和树突周围，细胞外表面有一层基膜	参与周围神经系统的髓鞘形成
	卫星细胞	脊神经节和背根神经节内，包裹神经元的胞体	一层扁平或立方形细胞，也称被套细胞。核圆或卵圆形，染色质浓密	产生神经营养因子，维持神经元的生长和发育

三、神经纤维和神经

（一）神经纤维（nerve fiber，Nf）

由神经元长轴突及包绕它的神经胶质细胞构成。功能是传导神经冲动（表 7-3）。

（二）神经（nerve）

神经：在周围神经系统，结缔组织包捆神经纤维构成神经。有些神经仅含有感觉神经纤维或运动神经纤维，但大多数的神经同时含有感觉、运动和自主神经纤维。

神经外膜：包裹在一条神经外面的疏松结缔组织称神经外膜。

神经束膜：包绕在神经纤维束周围的结缔组织称神经束膜。神经束膜由外层的结缔组织和内层的扁平上皮细胞（数层）组成，又称神经束上皮。

神经内膜：包裹在神经纤维束内的每条神经纤维周围的薄层疏松结缔组织，称神经内膜。

表 7-3 神经纤维的比较

分类	分布	构成	结构特点	冲动传导特点
有髓神经纤维	周围神经系统	轴突＋施万细胞	中心是神经元的轴突，其外是呈卷筒状包绕的施万细胞。系由施万细胞膜围绕轴突反复包卷形成许多同心圆的板层膜——髓鞘。 光镜：髓鞘呈节段状包裹轴突，每一个节段的间断处称郎飞结，此处轴膜裸露。两个相邻郎飞结之间的一段髓鞘称结间体。一个有髓神经纤维横切面上：施万细胞由内侧胞质、中层的髓鞘和外侧胞质三部分组成。外侧胞质较厚，细胞核所在处。施万细胞外有一层基膜，与施万细胞最外面的胞膜共同构成神经膜。 在施万细胞内外侧胞质间，穿越髓鞘的狭窄通道称髓鞘切迹或施-兰切迹。 髓鞘含脂类和蛋白质。在 HE 染色标本，脂类溶解，蛋白质被固定，故染色浅呈网状。 电镜：髓鞘呈明暗相间的板层状结构	跳跃式传导，传导速度快
	中枢神经系统	轴突＋少突胶质细胞	基本结构同上，但一个少突胶质细胞伸出多个突起，可分别包裹数条轴突，而胞体位于神经纤维间。外表面无基膜，髓鞘内无切迹	
无髓神经纤维	周围神经系统	轴突位于施万细胞内陷的凹沟内	施万细胞为不规则的柱状，表面形成数条浅沟，轴突位于沟内。无髓鞘和郎飞结	传导神经冲动，沿轴膜连续传导，传导速度慢
	中枢神经系统	轴突裸露	轴突外无胶质细胞包裹，裸露于有髓神经纤维和胶质细胞之间	

四、神经末梢

神经末梢（nerve ending）是周围神经纤维的终末部分，遍布在全身各种组织或器官内，形成多种多样的末梢装置，按其功能可分感觉神经末梢和运动神经末梢两大类（表 7-4）。

- 感觉神经末梢
  - 游离神经末梢
  - 有被囊的神经末梢：如触觉小体、环层小体、肌梭
- 运动神经末梢
  - 躯体运动神经末梢
  - 内脏运动神经末梢

表 7-4 神经末梢的比较

分类		结构	分布	功能
感觉神经末梢	游离神经末梢	由较细的有髓神经纤维或无髓神经纤维的终末反复分支而成	表皮、角膜等上皮细胞之间；结缔组织内，如真皮、骨膜等处	感受冷、热、轻触和痛刺激
	触觉小体	呈卵圆形，长轴与皮肤表面垂直，小体内有许多扁平横列的细胞，外包有结缔组织被囊。有髓神经纤维进入小体前失去髓鞘，然后盘绕在扁平细胞之间	皮肤真皮乳头处，以手指掌侧的皮肤内最多	感受触觉
	环层小体	较大，呈卵圆形或圆形；中央有一条均质状的圆柱体，周围是由数十层呈同心圆排列的扁平细胞组成。有髓神经纤维进入小体时失去髓鞘，裸露的轴突进入小体中央的圆柱体内	皮下组织、腹膜、肠系膜、韧带和关节囊等处	感受压觉和振动觉

续表

分类		结构	分布	功能
感觉神经末梢	肌梭	梭形小体，外有结缔组织被囊，内含若干条骨骼肌纤维称梭内肌纤维。梭内肌纤维的中段肌浆较多，肌原纤维较少，细胞核常聚集在中段而使中段膨大。感觉神经纤维进入肌梭时失去髓鞘，环绕在梭内肌纤维的中段。另外，梭内肌纤维也分布有运动神经末梢	骨骼肌内	本体感受器，感受肌纤维长度的变化
运动神经末梢	躯体运动神经末梢	运动神经元胞体发出的长轴突抵达骨骼肌细胞时失去髓鞘，反复分支呈葡萄状，与骨骼肌细胞形成突触，呈椭圆形板状隆起，称运动终板，亦称神经肌肉接头。肌膜表面凹陷成浅槽，存在受体	骨骼肌内	传导神经冲动，引发骨骼肌纤维收缩
	内脏运动神经末梢	神经纤维较细，无髓鞘，末梢分支呈串珠样膨体，贴附于平滑肌纤维表面或穿行腺细胞之间，与效应细胞建立联络	心肌、内脏及血管平滑肌和腺体等处	支配平滑肌，调节腺细胞分泌等

（季凤清）

第 8 章

神经系统

- 神经系统
  - 中枢神经系统
    - 脑
      - 灰质（皮质）：位于表层，神经元胞体集中的区域
      - 白质：位于深层，含有大量神经纤维的区域
    - 脊髓
      - 灰质：位于中央，神经元胞体集中的区域
      - 白质：位于周边，由大量神经纤维组成
  - 周围神经系统
    - 脑神经节和脑神经
    - 脊神经节和脊神经
    - 自主神经节和自主神经

一、大脑皮质

（一）大脑皮质的神经元类型（表 8-1）

表 8-1　大脑皮质的神经元

	高尔基Ⅰ型神经元	高尔基Ⅱ型神经元
名称	大、中型锥体细胞和梭形细胞	大量颗粒细胞及水平细胞、星形细胞、篮状细胞、上行轴突细胞等
功能	轴突组成投射纤维，发向脑干或脊髓；或组成联络纤维发向同侧大脑皮质的其他部位；或组成联合纤维发向对侧大脑皮质，将该皮质区域形成的信息传递出去	均属于中间神经元。有兴奋性的，有抑制性的，它们构成皮质内信息传递极其复杂的局部神经环路，接受来自神经系统其他部位传入的信息，并加以综合、储存或传递给高尔基Ⅰ型神经元

（二）大脑皮质的分层（表 8-2）

表 8-2　大脑皮质 6 层结构的特点与功能

分层	结构特点	神经元联系
1. 分子层	位于大脑皮质的最表面。神经元小而少，主要是水平细胞和星形细胞，水平细胞的树突和轴突与皮质表面平行分布；还有许多与皮质表面平行的神经纤维。	①第 1～4 层主要接受传入的信息。与联合传入纤维形成突触。②第 3、5、6 层的锥体细胞和梭形细胞的轴突组成联络纤维和联合纤维，发向大脑皮质同侧或对侧的其他区域。③大脑皮质的投射纤维主要起自第 5 层的锥体细胞和第 6 层的大梭形细胞，发向脑干或脊髓
2. 外颗粒层	由许多小篮状细胞、神经胶质样细胞、星形细胞等颗粒细胞和少量小型锥体细胞构成	
3. 外锥体细胞层	较厚，主要由中、小型锥体细胞和星形细胞构成，以中型锥体细胞占多数。此层内还可见水平走向的神经纤维	
4. 内颗粒层	尤为发达，细胞分布密集，主要含有星形细胞、篮状细胞、星形胶质样细胞等颗粒细胞，也有小锥体细胞	
5. 内锥体细胞层	主要由大、中型锥体细胞组成。在大脑中央前回运动区，此层有贝兹细胞，其主树突伸至分子层，轴突下行到脑干和脊髓形成投射纤维	
6. 多形细胞层	含多种类型细胞，以梭形细胞为主，亦含有锥体细胞和颗粒细胞	

二、小脑皮质

小脑皮质的神经元：有浦肯野细胞（Purkinje cell）、颗粒细胞、星形细胞、篮状细胞和高尔基细胞 5 种。

小脑皮质的分层：小脑皮质分 3 层，由外向内依次为分子层、浦肯野细胞层和颗粒层（表 8-3）。

表 8-3　小脑皮质 3 层结构的特点与功能

分层	结构特点
分子层	较厚，含大量神经纤维，神经元少而分散，浅层的星形细胞和深层的篮状细胞
浦肯野细胞层	由一层排列规则、形态相似的浦肯野细胞的胞体构成。浦肯野细胞是小脑皮质中最大的神经元。胞体呈梨形，主树突伸向分子层，树突上有许多树突棘。浦肯野细胞是小脑皮质的主要细胞，它接受传入小脑的全部冲动、整合、传出
颗粒层	含有密集的两种细胞： ① 颗粒细胞，数量多，胞体小，呈圆形，染色深，胞质少。树突末端分支如爪状。轴突上行进入分子层后呈“T”形分支，与小脑表面平行走行，故称平行纤维。大量平行纤维垂直穿过浦肯野细胞的扇形树突，与其树突棘形成突触。 ② 高尔基细胞，主要分布于颗粒层浅部，数量较少，形状似浦肯野细胞，细胞体较大，树突分支较多，大部分伸入分子层与平行纤维接触，所不同的是这些分支向各方向伸展，分支上的树突棘也较稀少。轴突在颗粒层内分支茂密，与颗粒细胞的爪状树突形成突触

小脑皮质的神经通路：上述 5 种细胞中，浦肯野细胞是唯一的传出神经元（感觉神经元）。

小脑皮质 3 种传入纤维的比较如表 8-4 所示。

表 8-4　小脑皮质 3 种传入纤维的比较

分类	攀缘纤维	苔藓纤维	去甲肾上腺素能纤维
起源	延髓的下橄榄核	脊髓和脑干的神经核	脑干的蓝斑核
突触	与浦肯野细胞形成突触	与颗粒细胞、高尔基细胞形成突触	与浦肯野细胞形成突触
功能	兴奋性纤维，直接强烈地兴奋浦肯野细胞	兴奋性纤维，通过颗粒细胞的平行纤维间接地兴奋浦肯野细胞	抑制性纤维，抑制浦肯野细胞

三、脊髓

脊髓切面中央为蝴蝶形的灰质，周围为白质。

- 脊髓
  - 灰质
    - 前角
      - 大、中型躯体运动神经元
        - α 运动神经元：有虎斑，神经递质为乙酰胆碱
        - γ 运动神经元：有虎斑，神经递质为乙酰胆碱
      - 闰绍细胞：神经递质为甘氨酸，抑制 α 神经元的活动
    - 侧角（胸腰段）：中、小型内脏神经元，神经递质为乙酰胆碱
    - 后角：中小型联络神经元（束细胞），接受感觉神经元轴突传入的神经冲动
  - 白质：主要由神经纤维束构成

功能：传导上下行神经冲动，并可进行初级反射活动。

四、神经节分类与组成（表 8-5）

表 8-5　神经节的特点

分类/组成		脊神经节	自主神经节
神经元	类型	假单极神经元（感觉神经元）	多级神经元（运动神经元）
	分布	成群分布	散在分布
	胞体	较大，大小不等	小，大小均一
	尼氏体	细小，分散	颗粒状，均匀分布
	胞核	位于胞体中央，核仁明显	偏于细胞一侧，部分有双核
卫星细胞		较多，完整地包裹神经元胞体和突起	较少，不完全包裹神经元胞体
节内神经纤维		大部分为有髓神经纤维	大部分为无髓神经纤维
神经末梢		神经元周围突终末形成感觉神经末梢	节后纤维终末形成内脏运动神经末梢

五、脑脊膜和血-脑屏障

1. 脑脊膜　脑脊膜是包裹在脑和脊髓表面的结缔组织膜，

由外向内分为硬膜（dura mater）、蛛网膜（arachnoid mater）和软膜（pia mater）3 层，具有保护和支持脑和脊髓的作用。

脑脊膜
- 硬膜：致密结缔组织构成
- 蛛网膜：薄层纤细的结缔组织构成
  - （硬膜与蛛网膜）硬膜和蛛网膜之间称硬膜下隙（腔），含少量液体
- 软膜：薄层结缔组织，富含血管
  - （蛛网膜与软膜）蛛网膜和软膜之间称蛛网膜下隙（腔），含脑脊液

2. 血-脑屏障（blood-brain barrier，BBB）　存在于血液与脑的神经组织之间。

构成：血-脑屏障由脑毛细血管内皮细胞、基膜和星形神经胶质细胞构成。

特点：①连续型毛细血管内皮。②内皮细胞之间以紧密连接封闭，内皮外有基膜、周细胞及星形胶质细胞突起的脚板围绕。③可阻止血液中某些大分子物质进入脑组织，但能选择性地让营养物质和代谢产物顺利通过，以维持脑组织内环境的相对稳定。

六、脉络丛和脑脊液

1. 脉络丛（choroid plexus）　由第三、四脑室顶和部分侧脑室壁的软膜与室管膜直接相贴，突入脑室而形成的皱襞状结构，室管膜成为有分泌功能的脉络丛上皮，为一层矮柱状或立方形的室管膜细胞。上皮下为基膜和结缔组织，富含有孔毛细血管和巨噬细胞。

2. 脑脊液（cerebrospinal fluid，CSF）　系脉络丛上皮细胞分泌的无色透明液体。脑脊液充满在脑室、脊髓中央管、蛛网膜下隙和血管周隙。脑脊液最后被蛛网膜粒（蛛网膜突入颅静脉窦内的绒毛状突起）吸收入血液，形成脑脊液循环。脑脊液有营养和保护脑与脊髓的作用。

（季凤清）

第 9 章

眼和耳

一、眼

眼（eye）为视觉器官，由眼球及其附属结构组成。眼球近似圆球体，是眼的核心结构，由眼球壁和内容物两大部分组成。

（一）眼球壁

- 眼球壁
  - 纤维膜
    - 角膜（前 1/6）
    - 巩膜（后 5/6）
  - 血管膜
    - 虹膜
    - 睫状体
    - 脉络膜
  - 视网膜
    - 盲部
    - 视部

1. 纤维膜

（1）角膜（cornea）：为无色透明的圆盘状结构，稍向前凸，中央较薄，边缘稍厚，形似一凸透镜，不含血管和淋巴管，营养主要来自房水。角膜由外向内分为 5 层，即角膜上皮、前界层、角膜基质、后界层、角膜内皮。

1）角膜上皮（corneal epithelium）：结构特点包括① 未角化的复层扁平上皮。② 基部平坦，基底层细胞常见分裂像。③ 无黑素细胞，有丰富的游离神经末梢。④ 游离面有短小突起，浸浴在泪液中。

2）前界层：为无细胞的透明均质膜，由胶原原纤维和基质构成。

3）角膜基质：为角膜的主要部分，其结构特点包括① 占角膜厚度的 9/10。② 有大量与表面平行的胶原板层组成。③ 每一板层均有大量平行排列、直径相同的胶原原纤维。④ 相邻板层的胶原原纤维相互垂直。板层之间可见扁平有细长突起的成纤维细胞，称角膜细胞，具有合成基质和纤维的能力，参与创伤修复。⑤ 角膜基质含较多水分。

4）后界层：结构似前界层，但更薄。

5）角膜内皮（corneal endothelium）：为单层扁平上皮，参与后界层的形成。

角膜的结构特点：纤维规则排列、富含水分、基质不含血管和黑素细胞，是保证角膜透明、易于光线通过的重要因素。

（2）巩膜（sclera）：呈瓷白色，主要由大量粗大胶原纤维束和少量弹性纤维交织而成，质地坚韧，是眼球壁的重要保护层。与角膜交界的部位，巩膜向前内侧伸出一较短的环形突起，称巩膜距。是小梁网和睫状肌的附着部位。

相关概念：

角膜缘：巩膜与角膜交界的移行处称角膜缘，又称角巩膜缘，结构特点包括① 复层上皮，细胞 10 层以上，细胞小，核深染。上皮内含有黑素细胞。② 基底层细胞具有干细胞特征，通过增殖向中央迁移、补充角膜基底层细胞，也称角膜干细胞，是角膜上皮再生的重要来源。

巩膜静脉窦：角膜缘内侧，为一环形管道，窦壁衬贴内皮，窦腔内充满房水。

小梁网：巩膜静脉窦内侧的网格状结构，称小梁网，由小梁和小梁间隙构成。

小梁：中轴为胶原纤维，表面覆盖内皮。

小梁间隙：小梁之间的间隙，与巩膜静脉窦相通。

2. 血管膜

(1) 虹膜 (iris)：为一环状肌性薄膜，中央有一圆孔，称瞳孔，具有调节光线的作用。虹膜的周边与睫状体相连，其与角巩膜缘之间的夹角称前房角。虹膜从前向后分为三层。

1) 前缘层：为一层不连续的成纤维细胞和色素细胞。

2) 虹膜基质：疏松结缔组织，富含血管和黑素细胞。因人种不同，色素的颗粒的形状、密度以及分布等存在一定差异，是眼睛颜色的基础。

3) 虹膜上皮：属于视网膜盲部。

组成
- 前层：为肌上皮细胞，形成瞳孔括约肌和瞳孔开大肌，前者受副交感神经支配，后者受交感神经支配。
- 后层：立方形细胞，胞质内充满黑素颗粒。

(2) 睫状体：位于虹膜与脉络膜之间。

睫状体
- 睫状肌：为平滑肌，是睫状体的主要组成成分。肌纤维的排列有三种方向：外侧为纵行肌，中间为放射状，内侧为环形肌纤维。睫状肌的舒缩可调节晶状体的位置和曲度，调节屈光性。
- 睫状基质：为结缔组织，富含血管和黑素细胞，主要分布在睫状体内侧份和睫状突中。后部较薄，与脉络膜血管层相延续。
- 睫状体上皮：亦属于视网膜盲部。由两层细胞组成：外层为立方形的色素细胞，内有粗大的色素颗粒；内层为立方形或矮柱状的非色素细胞，能合成胶原蛋白，具有分泌房水的功能。

（3）脉络膜：疏松结缔组织构成，占血管膜的后 2/3 部分，位于巩膜与视网膜之间，富含血管和黑素细胞。脉络膜的最内层称玻璃膜，是由纤维和基质组成的薄层均质透明膜。脉络膜的有孔毛细血管为视网膜外层（1/3）提供营养。

3. 视网膜（retina）　位于血管膜内侧，根据有无感光功能，以锯齿缘为界，分为盲部与视部。盲部与视部交界处呈锯齿状，称为锯齿缘。

- 视网膜
  - 盲部
    - 虹膜上皮
    - 睫状体上皮
  - 视部
    - 色素上皮层：上皮细胞
    - 视细胞层、双极细胞层、节细胞层：神经细胞

（1）色素上皮层

结构特点包括：① 光镜下细胞矮柱状，内有色素颗粒，细胞核圆形，位于中央。② 细胞间存在紧密、中间、缝隙连接。③ 质膜内褶发达。④ 顶部有突起伸入视细胞间，但无细胞连接，视网膜剥离常发生在此两层间。⑤ 胞质内含有大量粗大的圆形或卵圆形黑素颗粒及吞噬体。

功能：① 保护作用，黑素颗粒可防止强光对视细胞的损害。② 吞噬作用，吞噬视细胞脱落的膜盘。③ 储存维生素 A，后者是合成视紫红质和视色素的原料。

（2）神经层：从外向内分 3 个核层，即外核层、内核层和节细胞层。主要由视细胞、联络神经元（中间神经元），以及投射神经元（节细胞）组成。

① 视细胞（visual cell）又称感光细胞（photoreceptor cell），其胞体构成外核层，由胞体向内、外两侧分别伸出一个突起；根据外侧突起的形状差异，将视细胞分为视杆细胞（rod cell）和视锥细胞（cone cell）两种（表 9-1）。

表 9-1　两种视细胞的比较

	视杆细胞	视锥细胞
数量	多（每个眼球 1.2 亿个）	少（每个眼球 700 万个）
分布	视网膜的周围	视网膜的中央
形态	细长	粗大
细胞核	小，染色深	大，染色较浅
内突末端	膨大呈球状	膨大呈足状
外突	杆状	圆锥状
外节膜盘	与细胞表面胞膜分离而独立。膜盘不断更新，顶端的膜盘则老化脱落	与细胞膜不分离，顶端膜盘不脱落
感光蛋白	视紫红质	视色素
功能	感受弱光	感受强光和颜色
功能缺陷疾病	夜盲症	色盲症

② 双极细胞（bipolar cell）是连接视细胞和节细胞的纵向联络神经元，外侧的树突与视细胞内侧突形成突触；内侧的轴突与节细胞的树突形成突触。双极细胞可分两类：一类为侏儒双极细胞（midget bipolar cell），其树突只与一个视锥细胞形成突触，其轴突也只与一个节细胞的树突建立突触，传递信息较精确；另一类双极细胞的树突可与多个视锥细胞或视杆细胞形成突触。

另外还有三种联络神经元，即水平细胞、无长突细胞和网间细胞，参与局部环路的组成。

③ 节细胞是长轴突的多极神经元，是视网膜内唯一的传入神经元。胞体较大，多排列成单行。树突与双极细胞形成突触。轴突构成视神经纤维层，并向眼球后极汇集，形成视神经穿出眼球。节细胞也分两类：一类为胞体较小的侏儒节细胞，存在于黄斑处，通过侏儒双极细胞与视锥细胞形成一对一的视觉精确传导通路；另一类为胞体较大的弥散节细胞，与多个双

极细胞形成突触联系。

视网膜内胶质细胞：视网膜内除有一些星形胶质细胞和小胶质细胞外，主要为放射状胶质细胞，又称Müller 细胞，是视网膜特有的胶质细胞。其细胞狭长而不规则，胞体位于内核层，核卵圆形，染色较深，突起为叶片状，分布于神经元之间，其末端分别止于内、外界膜。具有营养、支持、绝缘和保护作用。

光镜下观察视网膜，自外向内可分为 10 层，即色素上皮层、视杆视锥层、外界膜、外核层、外网层、内核层、内网层、节细胞层、视神经纤维层和内界膜。

黄斑（macula lutea）：视网膜后极部的浅黄色区域，其中央有一小凹称中央凹（central fovea）。此处视网膜最薄，中央凹处只有色素上皮与视锥细胞。光线可直接落在中央凹的视锥细胞上，并且视锥细胞与双级细胞、节细胞形成一对一的联系，故中央凹是视觉最敏锐的区域。

视神经乳头（papilla of optic nerve）：视神经穿出眼球的部分，位于黄斑的鼻侧，直径约 1.5mm，此处缺乏视细胞，故无感光功能，又称生理性盲点。视网膜中央动脉和静脉由此进出眼球。

（二）眼球内容物

眼球内容物包括房水、晶状体和玻璃体，均无色透明，与角膜一起组成眼球的屈光介质。

1. 晶状体　晶状体（lens）是一个具有弹性的双凸透明体，为重要的屈光装置。

- 晶状体
  - 晶状体囊
    - 增厚的基膜
    - 胶原原纤维
  - 晶状体实质
    - 晶状体皮质
      - 晶状体上皮：单层立方上皮
      - 晶状体纤维
    - 晶状体核：晶状体中心部位，纤维构成

晶状体内无血管和神经，营养由房水供给。老年人晶状体的弹性减弱，透明度往往降低，甚至混浊，形成老年性白内障。

2. 玻璃体　位于晶状体和视网膜之间，为无色透明的胶状物，其中水分占 99%，还含有透明质酸、玻璃蛋白及胶原原纤维。玻璃体除具有屈光作用外，尚有维持眼球形状和防止视网膜剥离的作用。

3. 房水　充满于眼房内，为含少量蛋白质的透明液体。

（1）主要由睫状体毛细血管内的血液渗透及非色素上皮细胞分泌产生。

（2）房水循环：房水⟶后房⟶瞳孔⟶前房⟶小梁间隙⟶巩膜静脉窦⟶静脉

房水的产生和排出保持动态平衡，使眼压维持正常，并有营养晶状体和角膜等作用。若房水回流受阻，眼球内压增高，则可导致青光眼。

二、耳

耳由外耳、中耳和内耳三部分组成。其中，外耳和中耳收集和传递声波，内耳感受位觉和听觉。

- 耳
  - 外耳
    - 耳郭
    - 外耳道
    - 鼓膜
  - 中耳
    - 鼓室
    - 咽鼓管
  - 内耳
    - 骨迷路（耳蜗、前庭、骨半规管）——内壁衬以骨膜
    - 膜迷路（膜蜗管、膜前庭、膜半规管）——内壁衬以单层上皮，部分黏膜增厚，特化形成感受器
    - 感受器
      - 壶腹嵴、椭圆囊斑、球囊斑——位置觉
      - 螺旋器——听觉

（一）耳蜗、膜蜗管和螺旋器

1. 耳蜗（cochlea）形如蜗牛壳，围绕中央锥形的蜗轴盘旋约两周半，由骨蜗管和套嵌其内的膜蜗管组成。蜗轴由松质骨构成，内有耳蜗神经节。

通过蜗轴切面观察，耳蜗被分隔成三个部分。① 前庭阶：前庭膜上方与前庭相通；② 膜蜗管（中间阶）：中间三角形管道；③ 鼓室阶：基底膜下方。

耳蜗外侧壁的骨膜增厚形成螺旋韧带（spiral ligament），骨螺旋板与螺旋韧带之间的薄膜称膜螺旋板，又称基底膜。

2. 膜蜗管　又称中间阶，横切面呈三角形，有上、下和外侧三个壁（表 9-2）。

表 9-2　膜蜗管的结构特点

各壁	结构	组织成分
上壁	前庭膜	中间：薄层结缔组织
		两面：覆盖单层扁平上皮
外侧壁	血管纹	复层柱状上皮——上皮内含毛细血管，分泌内淋巴
	螺旋韧带	血管纹下方增厚的骨膜
下壁	骨螺旋板	蜗轴骨组织向外延伸而成，起始部骨膜增厚——螺旋缘
	基底膜	薄层结缔组织，局部上皮增厚形成螺旋器（听觉感受器）

3. 螺旋器（spiral organ）　又称 Corti 器，是膜蜗管基底膜上的上皮螺旋状隆起结构（表 9-3）。

表 9-3　螺旋器的细胞

细胞构成			结构特点	功能
支持细胞	柱细胞	内柱细胞	细胞核圆，位于细胞基部，内、外柱细胞基部宽，排列于基膜上，底部相接；胞体中部细长，彼此分离，顶部又互相嵌合，从而围成一条三角形的细胞隧道，称内隧道	支持作用
		外柱细胞		

续表

<table>
<tr><th colspan="3">细胞构成</th><th>结构特点</th><th>功能</th></tr>
<tr><td rowspan="2">支持细胞</td><td rowspan="2">指细胞</td><td>内指细胞（1 列）</td><td rowspan="2">分列于内柱细胞的内侧和外柱细胞外侧。
呈柱状，细胞核位于上部，基部位于基底膜上，顶部有一指状突起</td><td rowspan="2">承托毛细胞</td></tr>
<tr><td>外指细胞（3～5 列）</td></tr>
<tr><td rowspan="2">毛细胞</td><td>内毛细胞</td><td>（1 列）</td><td rowspan="2">分别坐落于内、外指细胞的胞体上方，被指细胞的突起所包绕。
胞体细长，核近基部，细胞顶部有许多排列成“V”或“W”形的静纤毛，称听毛</td><td rowspan="2">感受听觉刺激，传递至底部的螺旋神经节神经元</td></tr>
<tr><td>外毛细胞</td><td>（3～5 列）</td></tr>
</table>

（二）前庭、膜前庭与位觉斑

1. 前庭位于骨迷路的中部，是一椭圆形囊腔，连接半规管和耳蜗。

2. 膜前庭由椭圆囊和球囊组成。

3. 椭圆囊斑（macula utriculi）和球囊斑（macula sacculi）：椭圆囊外侧壁和球囊前壁的局部黏膜增厚隆起，为位觉感受器，故合称位觉斑（maculae acustica）。

位觉斑的结构：

①位觉斑的上皮：为高柱状，由支持细胞和毛细胞组成，支持细胞分泌的胶状糖蛋白在位觉斑表面形成一层胶质膜，称位砂膜，膜的表面有细小的碳酸钙晶体颗粒，称耳石或位砂。

②毛细胞位于支持细胞之间，毛细胞顶部有一根较长的动纤毛和许多静纤毛，皆插入位砂膜。

③毛细胞分为Ⅰ型和Ⅱ型：Ⅰ型烧杯状，被前庭神经末梢包裹，称神经杯，与毛细胞形成突触联系。Ⅱ型长圆柱状，基部与前庭神经末梢有突触联系。

位觉斑的功能：位觉斑感受身体的直线变速运动和静止状态，因椭圆囊斑和球囊斑两者互相垂直，故不论身体处于何种位置，均会有毛细胞受到刺激，经前庭神经将冲动传向中枢。

（三）半规管、膜半规管与壶腹嵴

1. 半规管　为 3 个互相垂直的半环形骨，每个半规管与前庭相连处各形成一个膨大的壶腹。

2. 膜半规管　形态与骨半规管相似并嵌套其内。

3. 壶腹嵴（crista ampullaris）　膜半规管壶腹部一侧黏膜局部增厚凸向腔内形成的嵴状隆起。

壶腹嵴的结构：上皮亦由支持细胞和毛细胞组成。

支持细胞：呈高柱状，位于基膜上，游离面有微绒毛，胞质顶部有分泌颗粒。

毛细胞：位于壶腹嵴顶部的支持细胞之间，中央部的毛细胞大部分呈烧瓶状，周边部毛细胞则主要呈圆柱状。毛细胞顶部有一根较长的动纤毛和许多静纤毛。毛细胞的基部与前庭神经末梢形成突触。

支持细胞分泌的酸性黏多糖胶状物覆盖于壶腹嵴上，形成圆锥状的壶腹帽，毛细胞纤毛伸入其中。

壶腹嵴的功能：感受头部旋转运动的开始和终止时的刺激，当头部进行各方向的旋转时，膜半规管的内淋巴由于惯性作用而流动，使壶腹帽倾斜，从而刺激毛细胞，兴奋经前庭神经传向中枢，感受位置。

（季凤清）

第 10 章

循环系统

循环系统组成
- 心血管系统：由心脏、动脉、毛细血管和静脉组成
- 淋巴管系统：由毛细淋巴管、淋巴管和淋巴导管组成

一、心脏

心脏属于空腔脏器，主要由心肌细胞构成，占心脏体积的2/3。

（一）心壁的结构

自内向外分三层：心内膜（endocardium）、心肌膜（myocardium）和心外膜（epicardium）。

心壁
- 心内膜
  - 内皮：单层扁平上皮
  - 内皮下层：结缔组织
    - 内层：较薄，为细密结缔组织
    - 外层：为心内膜下层，在心室有心脏传导系统分支，即浦肯野纤维分布
- 心肌膜：分三层，血液供应非常丰富，对缺血敏感；在心房与心室间存在心骨骼；心房肌含心房特殊颗粒，内含心房钠尿肽（利尿、排钠、扩血管和降血压）。
- 心外膜：即心包的脏层，为浆膜。

心瓣膜：心内膜向腔内突起形成的薄片状结构，附于心骨骼上，存在于左右房室孔以及肺动脉和主动脉出口处。

心瓣膜结构：表面为内皮，内部为致密结缔组织，基部含少许平滑肌纤维，其功能是阻止心房和心室收缩时血液的逆流。

（二）心脏传导系统

窦房结 → 房室结 → 房室束 → 浦肯野纤维及其分支

1. 起搏细胞　位于窦房结和房室结，心脏兴奋的起搏（P）细胞，产生自主节律。

2. 移行细胞　位于窦房结和房室结的周边及房室束内，功能为传导冲动。

3. 浦肯野纤维　组成房室束及其各级分支网，位于心室壁的心内膜下层，将冲动快速传递至心室各处，使所有心室肌纤维呈同步舒缩。

二、血管

除毛细血管外，血管壁自内向外亦分三层：内膜（tunica intima）、中膜（tunica media）和外膜（tunica adventitia）。

- 血管壁
  - 内膜
    - 内皮：单层扁平上皮
      - 表面有微绒毛
      - 胞质含吞饮小泡
      - W-P 小体：贮存 vWF，参与凝血
      - 具有合成一些生物活性物质的酶
    - 内皮下层：薄层结缔组织
  - 中膜：平滑肌＋少许结缔组织
  - 外膜：疏松结缔组织

（一）动脉（表 10-1、10-2）

表 10-1 动脉管壁的比较

<table>
<tr><th></th><th>大动脉（弹性动脉）</th><th>中动脉（肌性动脉）</th><th>小动脉（0.3～1mm）</th><th>微动脉（<0.3mm）</th></tr>
<tr><td>内皮</td><td>W-P 小体最为丰富</td><td></td><td rowspan="4">结构似中动脉，但各层均变薄
中膜含 3～8 层平滑肌；管径较大的小动脉存在明显的内弹性膜，一般缺乏外弹性膜，亦属于肌性动脉</td><td rowspan="4">无内、外弹性膜，中膜含 1～2 层平滑肌，外膜非常薄</td></tr>
<tr><td>内皮下层</td><td>较厚，含纵行胶原纤维和少量平滑肌纤维</td><td>较薄，有明显的内弹性膜</td></tr>
<tr><td>中膜</td><td>很厚，含40～70 层弹性膜和大量弹性纤维</td><td>较厚，含 10～40 层环行平滑肌</td></tr>
<tr><td>外膜</td><td>较薄，含营养血管</td><td>厚度与中膜接近，除含营养血管外，还含神经纤维，较大的中动脉在中膜与外膜交界处有明显的外弹性膜</td></tr>
<tr><td>功能</td><td>确保血液流动的平稳性和连续性</td><td>调节分配到身体各部位的血流量</td><td>调节血流及血压</td><td>同小动脉</td></tr>
</table>

表 10-2 动脉管壁的特殊感受器

	位置	功能
颈动脉体：化学感受器	左、右颈总动脉分支处的外侧管壁	感受血中氧、二氧化碳含量和血液 pH 的变化
主动脉体：化学感受器	主动脉弓区域	同颈动脉体
颈动脉窦：压力感受器	颈总动脉分支与颈内动脉起始处	感受血管壁扩张的压力

（二）毛细血管

1. 毛细血管（capillary）的一般结构

（1）管径：7～9μm。

（2）管壁由 1～3 个内皮细胞和基膜及少量结缔组织构成。

（3）内皮细胞的基膜仅为基板。

（4）在内皮与基板之间散在分布一种扁平而有突起的周细胞。周细胞具有收缩功能；可增殖、分化为内皮细胞和成纤维细胞，参与血管的生长和损伤修复。

2. 毛细血管的分类（表 10-3）

表 10-3　三种毛细血管的比较

	连续毛细血管（continuous capillary）	有孔毛细血管（fenestrated capillary）	血窦（sinusoid）
内皮细胞	连续，细胞间有紧密连接，胞质含大量吞饮小泡	胞质薄，有许多贯穿内皮的窗孔，窗孔上仅有隔膜	内皮细胞间隙较大，胞质窗孔较大，无隔膜
基膜	完整	完整	不完整甚或缺如
分布	结缔组织、肌组织、外分泌腺、胸腺、肺和神经系统等处，参与血-脑屏障等屏障性结构的构成	胃肠黏膜、一些内分泌腺和肾血管球等部位，有利于物质的通过	肝、脾、骨髓和部分内分泌腺

（三）静脉

包括微静脉、小静脉、中静脉和大静脉。与动脉相比，主要特点有：① 数量多。② 管径大，管腔扁或不规则。③ 管壁薄。④ 内、外弹性膜不明显，三层膜的分界不清晰。⑤ 外膜相对较厚。⑥ 中膜薄，平滑肌纤维和弹性纤维较少，结缔组织成分相对较多，故静脉壁常呈塌陷状，腔内可见大量红细胞。⑦ 管径 2mm 以上的静脉常有静脉瓣，由内膜凸入管腔而成，表面覆以内皮，内部为含弹性纤维的结缔组织，静脉瓣的游离缘朝向血流方向，可防止血液逆流。

（四）微循环

概念：指微动脉与微静脉间的血液循环，为循环系统的基本功能单位。

组成：由微动脉、毛细血管前微动脉和中间微动脉、真毛细血管、直捷通路、动静脉吻合和微静脉组成。

功能：微循环是调节组织器官血液供应的重要结构，使血流量与组织器官代谢相适应，对机体正常生理活动至关重要；微循环功能障碍将导致组织功能不全或衰竭。

三、淋巴管系统

毛细淋巴管：以盲端起始于组织内，管腔较毛细血管大且不规则，管壁仅由内皮和不完整的基膜构成，无周细胞；内皮细胞间的连接不发达，细胞间隙较大，有利于大分子物质的吸收。

淋巴管：结构与中、小静脉相似，但管径大而薄，管壁由内皮、少量平滑肌纤维和结缔组织构成。

淋巴导管：包括胸导管和右淋巴导管，结构与大静脉相似，但三层膜结构分界不清。

（周德山　杨　姝）

第 11 章

皮 肤

皮肤（skin）覆盖于人体的表面，面积在成人可达 1.2～2.0m^2；是人体最大的器官，占体重的 16%；由表皮（epidermis）和真皮（dermis）两部分组成；具有保护、防止组织液丢失、感受多种刺激、维持体温恒定等重要作用。

一、表皮

位于皮肤的浅层；由角化的复层扁平上皮构成；人体各部位的表皮厚薄不等；由两大类细胞组成：角质形成细胞（keratinocyte）和非角质形成细胞（nonkeratinocyte）。

（一）表皮的分层与角质形成细胞（表 11-1～11-3）

表 11-1　皮肤表皮的结构特点

分层		细胞数	细胞结构特点		功能
			光镜	电镜	
基底 ↓ 表面	基底层	1 层	矮柱状或立方形；胞核较大，圆形浅染；胞质强嗜碱性	丰富的游离核糖体；角蛋白丝	活跃的分裂能力,可分化成表皮其余几层的细胞
	棘层	4～10 层	多边形，表面有许多短小棘状突起；胞核大而圆形；胞质弱嗜碱性	许多游离核糖体；角蛋白丝（成束分布，张力原纤维）；板层颗粒（膜包被）	细胞间隙内充满脂类物质，构成阻止物质出入的屏障

续表

<table>
<tr><th colspan="2" rowspan="2">分层</th><th rowspan="2">细胞数</th><th colspan="2">细胞结构特点</th><th rowspan="2">功能</th></tr>
<tr><th>光镜</th><th>电镜</th></tr>
<tr><td rowspan="3">基底
↓
表面</td><td><u>颗粒层</u></td><td>3～5层</td><td>梭形；胞核和细胞器渐趋退化；胞质中有强嗜碱性颗粒</td><td rowspan="2">胞质出现透明角质颗粒（致密均质状，无膜包被）；角蛋白丝浸埋在角质颗粒中</td><td rowspan="2">细胞间隙内充满脂类物质，构成阻止物质出入的屏障</td></tr>
<tr><td><u>透明层</u></td><td>数层</td><td>扁平，细胞界限不清；胞核和细胞器已消失；细胞均质状，强嗜酸性</td></tr>
<tr><td><u>角质层</u></td><td>多层</td><td>扁平（完全角化的）死细胞，强嗜酸性均质状</td><td>充满角蛋白丝及均质状物质</td><td>保护作用</td></tr>
</table>

表 11-2　厚皮肤和薄皮肤表皮的比较

	厚皮肤	薄皮肤
表皮厚度	厚	薄
基底层	一层细胞	一层细胞
棘层	4～10 层	少
颗粒层	3～5 层	2～3 层
透明层	有	缺如
角质层	多层	薄

表 11-3　角蛋白合成与表皮角化过程

<table>
<tr><td>基底层细胞</td><td colspan="2">角蛋白丝（中间丝），又称张力丝，具有活跃的分裂增殖能力</td></tr>
<tr><td>棘层细胞</td><td>角蛋白丝束增多</td><td>出现膜包被的板层颗粒</td></tr>
<tr><td>颗粒层细胞</td><td>角蛋白丝束增多，透明角质颗粒（无膜包被，致密均质）</td><td>板层颗粒增多，位于细胞周边，渐与细胞胞膜贴连，以胞吐方式将内容物排至细胞间隙，形成膜状物</td></tr>
</table>

续表

透明层和角质层细胞	粗大角蛋白丝浸埋在透明角质颗粒之间，两者结合形成的复合体为角质	细胞间充满由板层颗粒释放的脂类物质，封闭细胞间隙

（二）非角质形成细胞（表 11-4）

表 11-4 非角质形成细胞的分类与结构特点

名称	分布	细胞结构特点		功能
		光镜	电镜	
黑素细胞	基底细胞间（数量最多）	圆形，核深染，胞质透明（特染可显示突起）	含丰富的核糖体、粗面内质网、高尔基复合体；含椭圆形黑素小体（充满黑素后成为黑素颗粒）	合成黑色素（决定皮肤颜色，吸收紫外线，使细胞免受辐射损伤）
朗格汉斯细胞	棘层浅部	圆形，核深染，胞质清亮（特染可显示树枝状突起）	伯贝克颗粒（网球拍形）	抗原呈递作用（属于 APC）
梅克尔细胞	基底层（数量最少）	HE 标本不易辨别	许多分泌颗粒（有膜包被及致密核芯）	接受机械刺激，传递给感觉神经末梢

二、真皮

位于表皮的深部；由结缔组织组成，与表皮牢固相连。身体各部位真皮的厚薄不等，一般厚 1～2mm（表 11-5）。

表 11-5 真皮的特点

分层	位置	结构特点	主要功能
乳头层	真皮浅层，紧邻表皮基底	胶原纤维和弹性纤维细密，含细胞较多；结缔组织突向表皮，形成许多乳头状结构，称真皮乳头（内毛细血管丰富；亦可见触觉小体）	扩大表皮与真皮的连接面，有利于二者的牢固连接，并便于表皮从真皮的血管获取营养

续表

分层	位置	结构特点	主要功能
网织层	乳头层下方	较厚；由致密结缔组织组成，粗大的胶原纤维束交织成网，并有许多弹性纤维（可见小血管和环层小体等）	使皮肤具有较大的韧性和弹性

皮下组织（解剖学中所称的浅筋膜）位于真皮下方：

① 真皮借皮下组织与深部其他组织相连。

② 由疏松结缔组织和脂肪组织组成，并非是皮肤的组成部分，但与皮肤的关系十分密切。

③ 皮下组织将皮肤与深部组织连接在一起，并赋予皮肤有一定的可动性。

④ 厚度因个体、年龄、性别和部位而有较大差别。

⑤ 分布至皮肤真皮的血管、淋巴管和神经由皮下组织中通过，毛囊和汗腺也常延伸至此层组织中。

三、皮肤的附属器

1. 毛
   - 毛干：露在皮肤外面
   - 毛根：埋在皮肤内，外面包有毛囊
   - 毛球：毛根和毛囊下端形成的膨大（毛和毛囊的生长点）

毛乳头：毛球底部内陷，结缔组织伸入其内，对毛的生长起诱导和营养作用。

2. 皮脂腺和汗腺（表 11-6）

表 11-6　皮脂腺和汗腺的特点

名称	皮脂腺	汗腺	
		局泌（小汗腺）	顶泌（大汗腺）
分布	毛囊和立毛肌之间	全身（手掌、足底、腋窝处最多）	腋窝、乳晕和阴部等

续表

名称		皮脂腺	汗腺	
			局泌（小汗腺）	顶泌（大汗腺）
结构特点	腺的形态	泡状	单管状，盘曲成团	单曲管状
	腺细胞	周边部小，有丰富的细胞器；中心大部，充满脂滴，胞核固缩，细胞器消失	锥体形或立方形，核圆，胞质浅染	呈立方形或矮柱状，核圆形，胞质嗜酸性，内含许多分泌颗粒和溶酶体
	导管	管壁为复层扁平上皮（多开口于毛囊上段）	细，管壁为两层染色较深的立方或扁平细胞	细而直，两层上皮细胞；开口于毛囊上段
分泌物		脂滴	汗液（含水钠、钾、氯、乳酸盐和尿素等）	较黏稠的乳状液（含蛋白质、糖和脂类等）
分泌方式		全浆分泌	局泌	顶泌

（翁　静）

第12章

免疫系统

免疫系统的组成：
- 免疫细胞：淋巴细胞、抗原呈递细胞、浆细胞、粒细胞和肥大细胞等
- 淋巴组织：以网状组织为支架，网眼中充满大量淋巴细胞及其他免疫细胞构成
- 淋巴器官
  - 中枢淋巴器官：胸腺和骨髓
  - 周围淋巴器官：淋巴结、脾和扁桃体等

免疫系统的功能：

（1）免疫防御：识别和清除进入机体的抗原，包括病原生物、异体细胞和异体大分子物质。

（2）免疫监视：识别和清除体内表面抗原发生变异的细胞，包括肿瘤细胞和病毒感染细胞。

（3）免疫稳定：识别和清除体内衰老死亡的细胞，维持内环境的稳定。

一、主要的免疫细胞

（一）淋巴细胞

1. 分类　根据淋巴细胞的发生来源、形态特点和免疫功能的不同，分为三类：胸腺依赖淋巴细胞（thymus dependent lymphocyte，简称T细胞）、骨髓依赖淋巴细胞（bone marrow dependent lymphocyte，简称B细胞）和自然杀伤细胞（nature killer cell，NK细胞）（表12-1）。

表 12-1　T 细胞和 B 细胞的比较

分类	T 细胞	B 细胞
发育成熟场所	胸腺	骨髓
分类	记忆性 T 细胞和效应 T 细胞，后者分为： ①细胞毒性 T 细胞，简称 Tc 细胞 ②辅助性 T 细胞，简称 Th 细胞 ③调节性 T 细胞，简称 Tr 细胞	记忆性 B 细胞和效应 B 细胞（即浆细胞）
功能	参与细胞免疫反应	分泌抗体，参与体液免疫

NK 细胞：无须抗原呈递细胞的中介即可活化，能直接杀伤靶细胞。

2. 淋巴细胞再循环

（1）定义：外周淋巴器官和淋巴组织内的淋巴细胞→经淋巴管进入血循环→弥散淋巴组织内的毛细血管后微静脉→返回淋巴器官或淋巴组织，如此周而复始。淋巴细胞从一个淋巴器官到另一个淋巴器官，从一处淋巴组织至另一处淋巴组织不断周游，这种现象称为淋巴细胞再循环。

（2）再循环的成员：主要为记忆性 T 细胞和记忆性 B 细胞。

（3）意义：增加淋巴细胞接触抗原的机会，有利于识别抗原、促进免疫组织细胞间的协作，使分散于全身的免疫细胞成为相互关联的统一体。

（二）巨噬细胞及单核吞噬细胞系统

1. 定义　单核细胞和由其分化而来的具有吞噬功能的细胞统称。

2. 来源　血液单核细胞穿出血管后分化形成，广泛分布于机体各个组织器官内。

3. 成员　单核细胞、结缔组织和淋巴组织的巨噬细胞、骨组织的破骨细胞、神经组织的小胶质细胞、肝巨噬细胞和肺巨噬细胞等。

4. 功能　吞噬能力强，也具有抗原呈递能力。

（三）抗原呈递细胞

1. 定义　抗原呈递细胞（antigen-presenting cell，APC）是指能捕获和处理抗原，形成抗原肽-MHC分子复合物，将抗原肽呈递给T细胞，并激发后者活化、增殖的一类免疫细胞。专职性抗原呈递细胞主要有树突状细胞、巨噬细胞和B淋巴细胞。

2. 树突状细胞（dendritic cell，DC）

（1）来源：骨髓多能干细胞，数量很少，但分布很广。

（2）分类：血液中的DC，表皮和消化管上皮内的朗格汉斯细胞，心、肝、肺、肾、消化管内的间质DC，淋巴内的面纱细胞，淋巴器官和淋巴组织中的交错突细胞（interdigitating cell）。

（3）特点：成熟DC具有大量树枝状突起，以吞饮和吞噬方式捕获可溶性蛋白抗原和颗粒抗原，经处理后，向Th细胞呈递抗原，并激发Th细胞活化。

二、淋巴组织（lymphoid tissue）

特点：以网状组织为支架，网眼中充满大量淋巴细胞及其他免疫细胞。

种类：根据其形态、细胞成分和功能特点，一般分为弥散淋巴组织和淋巴小结两种。

存在形式：形成淋巴器官或散在于其他器官内。

1. 弥散淋巴组织（diffuse lymphoid tissue）

（1）无明确的界限。

（2）其中除有一般的毛细血管和毛细淋巴管外，还常有毛细血管后微静脉（其内皮细胞为柱状，又称高内皮微静脉，是淋巴细胞从血液进入淋巴组织的重要通道）。

（3）抗原刺激可使弥散淋巴组织扩大，并出现淋巴小结。

2. 淋巴小结（lymphoid nodule）　又称淋巴滤泡（lymphoid follicle）。

（1）为直径1～2mm的球形小体，有较明确的界限。

（2）含大量 B 细胞和少量的 Th 细胞、滤泡树突状细胞、巨噬细胞等。

（3）受到抗原刺激后增大，并产生生发中心（germinal center）（表 12-2）。无生发中心的淋巴小结较小，称初级淋巴小结；有生发中心的称次级淋巴小结。

表 12-2 生发中心的组成和特点

名称	特点	主要细胞成分和特点	成熟及迁移方向
暗区	深部，较小	主要由 B 细胞和 Th 细胞组成，由于胞质较少，且细胞嗜碱性较强，故暗区着色较深	↓
明区	浅部，较大	除 B 细胞和 Th 细胞外，还多见滤泡树突状细胞和巨噬细胞	
小结帽	朝向被膜，周边	有一层密集的小型 B 细胞，尤以顶部最厚	

三、淋巴器官（表 12-3）

表 12-3 中枢淋巴器官和周围淋巴器官的比较

分类	组成	特点
中枢淋巴器官（central lymphoid organ）	胸腺 骨髓	① 发生早； ② 淋巴干细胞增殖分化的场所，不需要抗原的刺激； ③ 向周围淋巴器官输送 T、B 细胞； ④ 不直接参加免疫功能
周围淋巴器官（peripheral lymphoid organ）	淋巴结、脾、扁桃体	① 发生晚； ② 免疫应答的场所； ③ 淋巴细胞增殖需抗原刺激（无抗原刺激时，这些淋巴器官较小，受抗原刺激后则迅速增大，免疫应答过后又逐渐复原）； ④ 直接参加免疫功能

（一）胸腺（thymus）

1. 胸腺的结构：分左右两叶

- 被膜：致密结缔组织，伸入胸腺实质内，形成小叶间隔
- 实质（不完全小叶）
  - 皮质：小叶外周，胸腺细胞密集，着色较深
  - 髓质：小叶中央，含较多上皮细胞，着色较浅；所有小叶的髓质均彼此相互连续

胸腺基质细胞（thymic stromal cell）：胸腺上皮细胞、树突状细胞、巨噬细胞、嗜酸性粒细胞、成纤维细胞等，为T细胞正常发育提供独特的微环境。

胸腺与年龄的关系：幼儿期较大，进入青春期后，逐渐退化缩小。到老年时期，胸腺大部分被脂肪组织代替，仅存少量皮质和髓质。

(1) 皮质（cortex）：以胸腺上皮细胞为支架，网眼内含有大量胸腺细胞和少量基质细胞。

①胸腺上皮细胞：又称上皮性网状细胞，有突起，相邻上皮细胞的突起间以桥粒连接成网；能分泌胸腺素和胸腺生成素，为胸腺细胞发育所必需。

②胸腺细胞（thymocyte）：胸腺内处于不同分化发育阶段的T细胞。

淋巴干细胞（骨髓）
（经血液）
↓
进入胸腺（在皮、髓质交界处），迁移至皮质下，发育为早期胸腺细胞群
↓ 外层皮质、内层皮质、髓质
→ 大部分胸腺细胞（约占95%）将被灭活或淘汰（通过凋亡而消除）
↓
剩余5%的细胞成为初始T细胞（具有正常的免疫应答潜能）

（2）髓质（medulla）：含大量胸腺上皮细胞，少量较成熟的胸腺细胞、巨噬细胞等。

①髓质上皮细胞呈多边形，胞体较大，细胞间以桥粒相连，也能分泌胸腺激素。

②胸腺小体（thymic corpuscle）：是胸腺的特征性结构（表 12-4）。

表 12-4　胸腺小体的特点

结构特点	功能
① 直径 30～150μm，散在分布，由胸腺上皮细胞呈同心圆状排列而成； ② 外周的上皮细胞较幼稚，细胞核明显，可见细胞分裂像； ③ 近中心的上皮细胞较成熟，核渐退化，胞质中含有较多的角蛋白； ④ 中心的上皮细胞则已完全角质化，呈嗜酸性染色； ⑤ 小体中还常见巨噬细胞、嗜酸性粒细胞和淋巴细胞	尚不明确。缺乏胸腺小体的胸腺，不能培育出 T 细胞

（3）血-胸腺屏障（blood-thymus barrier）：其组成与功能如表 12-5 所示。

表 12-5　血-胸腺屏障的组成与功能

结构组成	功能
① 连续毛细血管，其内皮细胞间有完整的紧密连接； ② 内皮周围连续的基膜； ③ 血管周隙，内含巨噬细胞； ④ 上皮基膜； ⑤ 一层连续的胸腺上皮细胞	阻止大分子物质进入胸腺，保持胸腺内环境的稳定

2. 胸腺的功能

（1）产生、培育、选择以及输送 T 细胞。

（2）分泌多种激素，如胸腺素等，构成 T 细胞分化成熟的微环境场所。

（二）淋巴结（lymphoid node）

1. 淋巴结的结构　淋巴结的一侧凹陷，为门部，有血管和输出淋巴管。

- 被膜：薄层致密结缔组织（数条输入淋巴管穿越，与被膜下淋巴窦相通连）；被膜和门部的结缔组织伸入实质形成小梁，构成淋巴结的粗支架，血管行于其内。
- 实质
  - 皮质：外周
    - 浅层皮质
    - 副皮质区
    - 皮质淋巴窦
  - 髓质：中央

（1）皮质：位于被膜下方，由浅层皮质（superfacial cortex）、副皮质区（paracortex zone，又称胸腺依赖区）及皮质淋巴窦构成（表 12-6）。

表 12-6　淋巴结皮质的特点

组成部分	浅层皮质	副皮质区	皮质淋巴窦	
			被膜下窦	小梁周窦
位置	皮质浅层	皮质深层	被膜下方	小梁周围
特点	含淋巴小结及小结之间的弥散淋巴组织	为较大范围的弥散淋巴组织；有许多高内皮微静脉（是淋巴细胞再循环途径的重要部位）	被膜下窦为一宽敞的扁囊，包绕整个淋巴结实质，被膜侧有数条输入淋巴管通入	小梁周窦末端常为盲端，仅部分与髓质淋巴窦直接相通
主要细胞	B 细胞区	T 细胞，还有交错突细胞、巨噬细胞和少量 B 细胞等	窦内有呈星状的内皮细胞支撑窦腔，有许多巨噬细胞附着于内皮细胞表面	
功能	B 细胞发育	在细胞免疫应答时，此区增大、细胞分裂增多	淋巴在窦内缓慢流动，有利于巨噬细胞清除抗原	

（2）髓质

① 髓索：相互连接的索条状淋巴组织，亦可见毛细血管后微静脉。

② 髓窦：与皮质淋巴窦的结构相似，但较宽大，腔内的巨噬细胞较多，故有较强的滤过功能。

（3）淋巴结内的淋巴通路

① 时间：淋巴液流经一个淋巴结约需数小时，含抗原越多则流速越慢；

② 淋巴通路：

输入淋巴管→被膜下窦→小梁周窦→髓窦→输出淋巴管

被膜下窦↘渗入皮质淋巴组织↗髓窦

③ 与输入的淋巴成分比较，输出的淋巴中细菌等抗原减少，而淋巴细胞和抗体成分显著增加。

2. 淋巴结的功能

（1）滤过淋巴：巨噬细胞清除淋巴携带的抗原物质，如细菌、病毒、毒素等。

（2）免疫应答：细胞免疫应答和体液免疫应答常同时发生。

（三）脾（spleen）

成人体内最大的淋巴器官。

1. 脾的结构

- 被膜与小梁
- 实质
  - 红髓：大部分
  - 白髓：散在分布
    - 边缘区
    - 动脉周围淋巴鞘
    - 淋巴小结

（1）被膜与小梁：构成脾的粗支架

- 被膜：较厚，由富含弹性纤维及平滑肌纤维的致密结缔组织构成，表面覆有间皮
- 小梁：被膜结缔组织伸入脾内形成脾小梁

（2）白髓（white pulp）：相当于淋巴结的皮质（表 12-7）。

表 12-7　白髓的特点

名称	特点
动脉周围淋巴鞘	中央：中央动脉，系小梁动脉的分支； 周围：弥散淋巴组织，较厚，由大量 T 细胞和少量巨噬细胞与交错突细胞等构成（相当于淋巴结的副皮质区，但无毛细血管后微静脉）
脾小结	即淋巴小结，在动脉周围淋巴鞘的一侧，由大量 B 细胞构成
边缘区	白髓与红髓交界的狭窄区域，约 100μm。含 T 细胞、B 细胞及较多的巨噬细胞。中央动脉的侧支末端在此区膨大，形成小的血窦，称边缘窦，是血液内抗原及淋巴细胞进入白髓的通道，相当于毛细血管后微静脉的作用

（3）红髓（red pulp）：在被膜下、小梁周围及白髓边缘区外侧的广大区域，由脾索（splenic cord）和脾血窦（splenic sinusoid）组成（表 12-8）。

表 12-8　红髓的特点

名称	结构特点
脾索	不规则的索条状，互相连接成网；富含血细胞，亦含较多 B 细胞、浆细胞、巨噬细胞和树突状细胞
脾血窦	毛细血管的一种； 位于相邻脾索之间，形态不规则，互连成网； 内皮细胞：杆状，平行排列；内皮细胞间隙大； 基膜：不完整（有利于血细胞通过）

2. 脾的血液循环

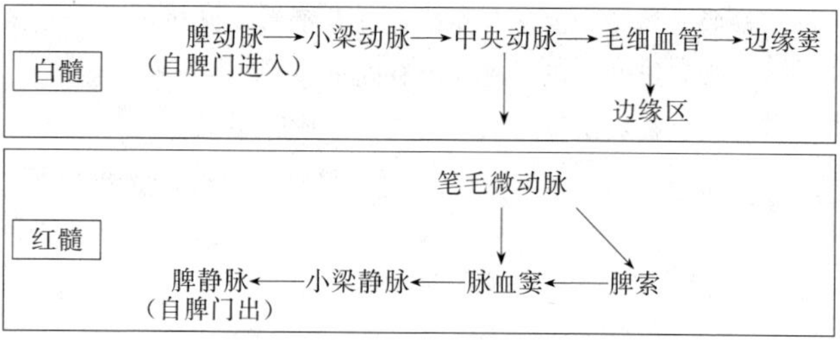

3. 脾的功能

(1) 滤血：清除进入血液中的抗原和衰老红细胞等。

(2) 免疫应答：对血源性抗原物质产生免疫应答的主要部位。

(3) 造血：胚胎早期，脾有造血功能。成年后，脾内仍含有少量造血干细胞。

(4) 储血：成人脾可储存 40ml 血液。

(四) 扁桃体

1. 组成　腭扁桃体、咽扁桃体和舌扁桃体。

2. 结构特点

(1) 上皮：复层扁平上皮；上皮下陷形成隐窝。

(2) 固有层：隐窝周围，有大量淋巴小结和弥散淋巴组织。

3. 功能　参与组成咽淋巴环，为机体口咽部的重要防线。

（翁　静）

第 13 章

内分泌系统

内分泌系统（endocrine system）是机体的重要调节系统之一，与神经系统和免疫系统等相互协同，共同维持机体的正常状态。

内分泌系统：
- 内分泌细胞：广泛分布于机体多个组织器官内
- 内分泌腺：无导管，腺细胞排列成团索状或围成滤泡状，腺细胞周围有丰富的毛细血管

腺细胞的分泌物称激素（hormone），被释放入血循环到达靶细胞，具有特异性受体的特定细胞发挥生物学效应，称内分泌；而激素通过细胞外液短距离弥散或直接作用于邻近细胞，称为旁分泌（paracrine）或邻分泌（juxtacrine）（表 13-1）。

表 13-1　腺细胞的特点

腺细胞分类	分泌激素的化学性质	细胞的超微结构特点	代表激素
分泌含氮激素的细胞	氨基酸衍生物、胺类、肽类和蛋白质类激素	胞质内含有发达的粗面内质网、高尔基体及膜包被的分泌颗粒，细胞通过出胞作用释放激素	甲状腺素和垂体激素等
分泌类固醇激素的细胞	固醇类激素	胞质内有丰富的滑面内质网和较多的管状嵴线粒体及较多的脂滴	肾上腺皮质激素和性激素等

一、甲状腺（thyroid gland）

- 被膜：薄层结缔组织，伴随血管和神经伸入实质内
- 实质
  - 甲状腺滤泡
    - 滤泡上皮细胞：为单层立方上皮
    - 胶质：碘化甲状腺球蛋白，滤泡腔内、嗜酸性，HE 染色粉红色
  - 滤泡旁细胞：单个或成群分布于滤泡上皮细胞或滤泡之间

表 13-2　甲状腺滤泡上皮细胞和滤泡旁细胞的比较

细胞类型	结构特点		功能
	光镜	电镜	
滤泡上皮细胞	一般为立方形，核呈圆形，居细胞中央，胞质嗜碱性 细胞高度可随功能状态不同而变化：活跃时：增高呈柱状，腔内胶质减少；静止时：呈扁平状，腔内胶质增多	含丰富的细胞器，顶部胞质可见体积较小的分泌颗粒	合成和分泌甲状腺素
滤泡旁细胞（又名亮细胞）	细胞体积较大，HE 染色时胞质着色较浅；用银染法或铬盐染色，胞质内有嗜银颗粒或嗜铬颗粒	含大量分泌颗粒	分泌降钙素

甲状腺素的作用：可提高机体的代谢率和神经兴奋性，促进生长发育，尤其对婴幼儿的骨骼和中枢神经系统的发育影响较大。

呆小症：胎儿、婴幼儿甲状腺功能低下，导致发育障碍，长骨生长停滞、身材矮小、脑发育障碍、智力低下。

降钙素的作用：通过增强成骨细胞的活性，使骨盐沉积，降低血钙水平。

甲状腺素形成和释放过程：

合成 ↓	吸收血中氨基酸合成甲状腺球蛋白前体，分泌至滤泡腔内
储存 ↓	甲状腺球蛋白以胶体形式储存于滤泡腔
碘化 ↓	在滤泡腔内，碘与甲状腺球蛋白结合成碘化的甲状腺球蛋白
重吸收 ↓	滤泡细胞再以胞饮方式吸收腔内的胶体，形成胶质小泡
分解 ↓	胶质小泡与溶酶体融合，分解成甲状腺素（thyroid hormone）：**三碘甲腺原氨酸（T_3）、四碘甲腺原氨酸（T_4）**
释放	甲状腺素从细胞基部释放入血

二、甲状旁腺

一般有上下两对，位于甲状腺左、右叶的背面。

- 被膜：薄层结缔组织，包裹在腺体的表面。
- 实质（腺细胞排列成索或团块状）
  - 主细胞：数量较多，构成腺实质的主体
  - 嗜酸性细胞：数量较少，单个或成群散布于主细胞间

表 13-3　主细胞和嗜酸性细胞的比较

细胞类型	结构特点		功能
	光镜	电镜	
主细胞	细胞体积较小，呈圆形或多边形，核圆形	胞质内含有粗面内质网等细胞器和分泌颗粒	分泌甲状旁腺激素，具有升高血钙的作用 （通过增强破骨细胞的溶骨作用，亦能促进肠和肾小管吸收钙，使血钙升高）
嗜酸性细胞	细胞体积较大，核较小、着色深	胞质内充满嗜酸性颗粒，电镜下为密集的线粒体	嗜酸性细胞的功能仍不清楚 （有人认为在甲状旁腺增生或发生腺瘤时，该细胞可合成和分泌甲状旁腺激素）

三、肾上腺（adrenal gland）

位于肾的上方，由被膜和实质组成。

被膜：结缔组织

实质：
- 皮质：腺外周部分，占肾上腺体积的 80%～90%，源自中胚层
- 髓质：腺中央部分，源自外胚层

（一）皮质（cortex）

根据细胞的形态结构和排列方式不同，由外向内依次将皮质分为球状带（zona glomerulosa）、束状带（zona fasciculata）和网状带（zona reticularis）三个区带（表 13-4）。

表 13-4 肾上腺皮质各区带的比较

肾上腺皮质各区带	结构特点	光镜	电镜	分泌的激素	调节因素
球状带	较薄，腺细胞排列成球团状	腺细胞体积较小，呈柱状或锥形，核小、染色深，胞质少	以束状带细胞的结构最为典型。具有分泌类固醇激素细胞的超微结构特征：富含滑面内质网、管状嵴线粒体和脂滴等	盐皮质激素，如醛固酮	受肾素-血管紧张素调节
束状带	最厚，腺细胞排列成单或双行的细胞索	腺细胞体积较大，呈多边形，核较大，着色浅。胞质富含脂滴，胞质着色浅，呈泡沫状		糖皮质激素，如皮质醇和皮质酮	受腺垂体分泌的促肾上腺皮质激素调控
网状带	较薄，与髓质交界处常参差不齐。腺细胞排列成团索状	腺细胞体积较小，胞质含有少量脂滴和较多的脂褐素，着色较深		主要分泌雄激素，也分泌少量糖皮质激素	调节方式与束状带相似

（二）髓质

位于肾上腺的中央，细胞排列成索状或团状，主要结构如表 13-5 所示：

髓质细胞，亦称嗜铬细胞（chromaffin cell）
神经节细胞（少量），胞体较大，散在分布于髓质内
中央静脉，位于髓质的中央，管腔较大，且不规则

表 13-5　肾上腺髓质细胞的特点

	结构特点		功能
	光镜	电镜	
髓质细胞	分为肾上腺素细胞（80%）和去甲肾上腺素细胞，体积较大，呈多边形，核圆，着色浅，胞质嗜碱性；铬盐处理标本，胞质内可见黄褐色的嗜铬颗粒	嗜铬颗粒有膜包被	静止状态时，分泌较少，主要为肾上腺素（epinephrine）；应激状态下，分泌量明显增加，以去甲肾上腺素（norepinephrine）增多为主

四、垂体（hypophysis）

垂体位于颅底蝶鞍垂体窝内，为一卵圆形小体，表面包以结缔组织被膜。

垂体
- 腺垂体
  - 远侧部（前叶）
  - 结节部：有丰富的毛细血管和门微静脉
  - 中间部 } 后叶
- 神经垂体
  - 神经部 } 后叶
  - 正中隆起和漏斗

（一）腺垂体（adenohypophysis）

1. 远侧部（pars distalis）　约占垂体体积的75%，腺细胞排列成团或束，其间有血窦和网状纤维。

远侧部的细胞组成
- 嗜色细胞（chromophil）
  - 嗜酸性细胞（acidophil）
  - 嗜碱性细胞（basophil）
- 嫌色细胞（chromophobe）

表 13-6 腺垂体嗜色细胞的特点

细胞类型		特点	分泌的激素	激素的作用
嗜酸性细胞	生长激素细胞	电子密度高的分泌颗粒	生长激素（STH）	促进全身代谢及生长，尤其是刺激骺软骨的生长，促使骨的增粗和增长
	催乳激素细胞	呈椭圆形或多边形，大小不一；分泌颗粒较少	催乳激素（PRL）	促进乳腺发育和乳汁分泌。在妊娠和哺乳期，此种细胞数量增多，体积增大
嗜碱性细胞	促甲状腺激素细胞	细胞呈三角形，颗粒小（周边）	促甲状腺激素（TSH）	促进甲状腺激素的合成和释放
	促肾上腺皮质激素细胞	细胞呈多角形，颗粒少	促肾上腺皮质激素（ACTH）	促进肾上腺束状带细胞分泌糖皮质激素
	促性腺激素细胞	细胞呈圆形或椭圆形，颗粒大小不等	卵泡刺激素（FSH）	促进卵泡发育；促进支持细胞合成雄激素结合蛋白
			黄体生成素（LH）	促进排卵和黄体形成；促进睾丸间质细胞分泌雄激素

若 STH 分泌过多，在幼年可引起巨人症，在成人则发生肢端肥大症；若幼年时分泌不足，可导致垂体性侏儒症，但不影响脑的正常发育和功能（智力）。

2. 垂体门脉系统（hypophyseal portal system）：

垂体上动脉（来自基底动脉环）
从结节部上端进入漏斗↓
初级毛细血管网
↓
垂体门微静脉（数条）
下行至远侧部↓
次级毛细血管网
（初级毛细血管网、垂体门微静脉、次级毛细血管网合称垂体门脉系统）
↓
最后汇入垂体周围的静脉窦，有利于丘脑下分泌的激素协同调控

3. 下丘脑与腺垂体的关系　在结构上无直接联系，但功能上是一个整体，相互协同、共同调节机体的多种生理功能。

下丘脑弓状核

释放激素 | 释放抑制激素

↓

垂体门脉系统

↓

腺垂体远侧部，调节腺细胞分泌

（二）神经垂体（neurohypophysis）

1. 神经垂体的结构

- 无髓神经纤维（大量）：下丘脑视上核和室旁核的神经内分泌细胞的轴突
- 垂体细胞：特殊分化的神经胶质细胞；支持、营养、吞噬和保护作用
- 结缔组织（少量）和较丰富的毛细血管

赫令体：由下丘脑视上核和室旁核的神经内分泌细胞所合成的分泌颗粒，在轴突沿途或在轴突终末聚集成团，使轴突呈串珠状膨大，即膨体，构成光镜下均质状的大小不等的嗜酸性小体。

2. 神经垂体的功能　视上核和室旁核合成抗利尿激素（antidiuretic hormone，ADH）和催产素。ADH 主要促进肾远曲小管和集合管的重吸收，使尿量减少。当 ADH 分泌超过正常生理剂量时，可导致平滑肌收缩、血压升高，故又称加压素（vasopressin）。

3. 神经垂体与下丘脑的关系　下丘脑和神经垂体在结构和功能上是一个整体：神经内分泌细胞的胞体位于下丘脑，是合成激素的部位，突起位于神经垂体，是储存和释放激素的场所。

五、松果体

松果体（pineal body），又称脑上腺。

被膜：为结缔组织形成的软脑膜，伴随血管伸入实质，将实质分成许多不规则的小叶

实质：
- 松果体细胞：数量多，聚集成团索状；合成褪黑素(melatonin)
- 神经胶质细胞
- 无髓神经纤维

松果体能分泌多种胺类和肽类物质，主要作用是调节下丘脑-垂体-性腺轴，参与生物周期节律性的调节，并具有抑制生殖功能等作用。

六、弥散神经内分泌系统（diffuse neuroendocrine system，DNES）

除前述的内分泌腺外，机体多数器官内还存在大量散在的内分泌细胞，在调节机体生理功能方面具有重要调控作用。其主要构成如下：

① 摄取胺前体脱羧（APUD）细胞：摄取胺前体并脱羧，使其转变为胺类的细胞。

② 弥散神经内分泌系统：APUD 细胞＋ 神经内分泌细胞。

③ 功能：产生胺类、肽类物质，将神经系统和内分泌系统有机结合，协同发挥调节作用。

（翁　静）

第 14 章

消化管

消化管（digestive tract）为从口腔至肛门的连续管道，包括口腔、食管、胃、小肠和大肠。其主要功能如下：

① 摄取、转运和消化食物，进而吸收营养和排泄食物残渣。

② 消化管黏膜是机体的一个重要防御屏障。

③ 消化管上皮内含多种内分泌细胞，为机体弥散内分泌系统的主要组成部分。

一、消化管壁的一般结构

除口腔与咽外，分为 4 层，自内向外为黏膜（mucosa）、黏膜下层（submucosa）、肌层（muscularis）和外膜（adventitia）。

消化管壁
- 黏膜
  - 上皮
    - 两端（口腔、咽、食管、肛门）：复层扁平上皮——→保护功能
    - 其余：单层柱状上皮——→吸收功能
  - 固有层：细密的结缔组织，富含血管、腺体和淋巴组织
  - 黏膜肌层：薄层平滑肌——→促进固有层腺体分泌和血液运行
- 黏膜下层：疏松结缔组织，含血管、淋巴组织和黏膜下神经丛
- 肌层
  - 两端（口腔、咽、食管上中段、肛门）：横纹肌
  - 其余：内环外纵的平滑肌，肌层间有肌间神经丛
- 外膜
  - 两端（咽、食管、直肠）：纤维膜
  - 胃和其余肠管：浆膜

二、口腔

（一）一般结构

- 一般结构
  - 黏膜
    - 上皮：复层扁平上皮
    - 固有层：富含毛细血管，有小唾液腺
  - 黏膜下层：疏松结缔组织，含血管、淋巴组织
  - 骨骼肌或骨组织

（二）舌

- 结构
  - 黏膜
    - 上皮：复层扁平上皮
    - 固有层：含味腺
    - （上皮与固有层）→形成舌乳头
      - 丝状乳头
      - 菌状乳头：内有味蕾
      - 轮廓乳头：内有味蕾
  - 舌肌：骨骼肌

（三）牙

- 结构
  - 牙本质、牙釉质、牙骨质：钙化
  - 牙髓
  - 牙周组织：牙周膜、牙槽骨骨膜及牙龈

三、咽

- 结构
  - 黏膜
    - 上皮：口咽为未角化复层扁平上皮；鼻咽和喉咽为假复层纤毛柱状上皮
    - 固有层
  - 肌层：骨骼肌
  - 外膜：纤维膜

四、食管

表 14-1 食管壁结构

黏膜	未角化复层扁平上皮； 固有层为细密结缔组织，形成乳头突向上皮，利于彼此间的固着； 黏膜肌层为纵行平滑肌束，为黏膜层与黏膜下层的分界
黏膜下层	含较多的黏液性食管腺和淋巴细胞或组织
肌层	内环外纵。上 1/3 为骨骼肌，下 1/3 为平滑肌，中 1/3 兼具两者。 两端的内环肌增厚形成食管上、下括约肌
外膜	纤维膜

五、胃

（一）黏膜

胃小凹（gastric pit）：黏膜表面浅小的凹陷，切片中呈漏斗形，由上皮向固有层凹陷而成。每个胃小凹底部有 3～5 条腺体开口。

1. 上皮　单层柱状，主要为表面黏液细胞。

（1）结构特点：胞质内含大量黏原颗粒，HE 染色时着色浅淡；细胞核呈椭圆形，位于基部；细胞间有紧密连接。

（2）功能：保护作用。表面黏液细胞分泌含高浓度碳酸氢根的不可溶性黏液，可防止高浓度盐酸（胃酸）和胃蛋白酶对黏膜的消化以及食物对上皮的磨损。

黏液和紧密连接共同组成黏膜屏障。

2. 固有层　含有大量紧密排列的胃腺，腺体间结缔组织成分较少。胃腺按分布部位和结构的不同，分为胃底腺、贲门腺和幽门腺。

胃底腺（fundic gland）：数量最多，分布于胃底和胃体，属单管腺，基部常有分支，每个腺均可分颈、体和底三部分。胃底腺的细胞特点如表 14-2 所示。

表 14-2　胃底腺的细胞特点

细胞名称	分布	结构特点	功能
主细胞（chief cell）或称胃酶细胞（zymogenic cell）	胃底腺的中部和下部	光镜：呈柱状；核圆，位于基部；胞质基部呈强嗜碱性，顶部充满酶原颗粒（在普通标本，颗粒多溶解消失，着色浅） 电镜：表面有微绒毛；基部胞质有大量粗面内质网；核上方有发达的高尔基复合体；顶部胞质中有许多酶原颗粒	分泌胃蛋白酶原；婴儿还可分泌凝乳酶
壁细胞（parietal cell）或称泌酸细胞（oxyntic cell）	胃底腺的上部和中部	光镜：细胞较大，呈圆形或锥体形；核圆而深染，居中，可有双核；胞质呈强嗜酸性 电镜：细胞内分泌小管（游离缘细胞膜内陷形成，迂曲分支）；管腔面富有微绒毛；微管泡系：分泌小管周围表面光滑的小管；胞质内富含线粒体	分泌盐酸和内因子
颈黏液细胞	腺的颈部，夹在其他细胞之间	细胞形态不规则，核扁圆，居细胞底部，胞质中含有大量黏原颗粒，HE 染色浅淡（数量较少）	分泌酸性糖蛋白，保护黏膜
未分化细胞（干细胞）	胃小凹底部或腺颈部	未分化细胞的胞体较小，呈柱状，在 HE 染色的切片中不易辨认	可不断分裂增殖，分化为其他细胞
内分泌细胞	见后		

① 随分泌活动的不同时相，壁细胞分泌小管和微管泡系可相互转化：当细胞处于静止状态时，微绒毛少而短，分泌小管少，微管泡系发达；而当细胞处于分泌状态时，微管泡系迅速转变成细胞内分泌小管，微管泡系减少，同时微绒毛增长、

增多。

② 分泌的盐酸可激活胃蛋白酶原，使之转变为胃蛋白酶；并具有刺激肠道内分泌细胞分泌激素和杀菌的作用。另外，分泌内因子可与维生素 B_{12} 结合，保护维生素 B_{12} 不被分解，促进维生素 B_{12} 在回肠吸收，供红细胞生成所需。

3. 黏膜肌层　内环外纵两层平滑肌。

胃黏膜的自我保护机制：

① 黏液-碳酸氢盐屏障：不可溶性黏液将上皮与胃蛋白酶隔离；HCO_3^- 使局部 pH 为 7，既抑制了酶活性，又可中和渗入的 H^+。

② 表面黏液细胞之间的紧密连接构成机械屏障。

③ 胃黏膜上皮细胞的快速更新。

（二）黏膜下层

疏松结缔组织，内含较大的血管、淋巴管和神经。

（三）肌层

较厚，可分为内斜、中环及外纵三层平滑肌。环行肌在贲门和幽门处增厚，分别形成贲门括约肌和幽门括约肌。

（四）外膜

浆膜。

六、小肠

小肠内表面积的三级放大：
- 皱襞：黏膜＋部分黏膜下层
- 小肠绒毛：上皮＋部分固有层
- 微绒毛：见上皮组织

→ 200～400m^2

（一）黏膜

1. 上皮　单层柱状上皮。小肠黏膜上皮主要细胞的特点如表 14-3 所示。

表 14-3 小肠黏膜上皮主要细胞的特点

细胞名称	数量及分布	结构特点	主要功能
吸收细胞(absorptive cell)	最多(表面上皮和小肠腺)	光镜：呈高柱状，核椭圆形，位于细胞基部；细胞游离面有明显的纹状缘。 电镜：胞质中富含线粒体和滑面内质网；细胞游离面有密集排列的微绒毛，表面覆有细胞衣；相邻细胞间有紧密连接、中间连接和桥粒，形成连接复合体	① 含有多种消化酶，促进食物的分解和吸收。 ② 细胞间连接阻止肠腔内物质由细胞间隙自由进入。 ③ 参与 sIgA 的释放。 ④ 十二指肠和空肠上段的吸收细胞可分泌肠激酶，具有激活胰蛋白酶原的作用
杯状细胞(goblet cell)	散在于吸收细胞之间，从十二指肠至回肠末端，杯状细胞数量逐渐增多	电镜：细胞游离缘微绒毛短而稀疏，细胞核周及基部胞质内含较多粗面内质网及少量线粒体，核上方高尔基复合体较发达，顶部胞质充满黏原颗粒	分泌黏液(具有润滑和保护肠黏膜的作用)
帕内特细胞(Paneth cell)	常三五成群位于腺底部(小肠腺的特征性细胞)	光镜：细胞较大，呈圆锥形；核卵圆形，位于基部；顶部胞质含粗大的嗜酸性颗粒，基部胞质嗜碱性。 电镜：胞质中含丰富的粗面内质网、发达的高尔基复合体及粗大的酶原颗粒	分泌溶菌酶和防御素，有一定的杀菌作用
未分化(干)细胞	多位于肠腺的中下部，或散在潘氏细胞之间	胞体较小，呈柱状，光镜不易区别	可不断分裂并分化成小肠黏膜上皮的各种细胞
内分泌细胞	见后		

2. 固有层

（1）由细密结缔组织组成，除成纤维细胞外，亦含有较多的淋巴细胞、浆细胞、巨噬细胞和嗜酸性粒细胞等。

（2）淋巴细胞可聚集形成淋巴小结。在十二指肠和空肠多为孤立淋巴小结，在回肠多为集合淋巴小结，可作为镜下识别各段小肠的依据之一。

（3）在绒毛中轴内可见1～2条纵行的、较扩张的毛细淋巴管，称中央乳糜管。

（4）绒毛内含有少量纵行的平滑肌纤维，可使绒毛收缩，利于物质吸收及淋巴与血液的运行。

（5）相邻绒毛根部的上皮内陷，伸入固有层中，形成肠腺（或称肠隐窝）。

3. 黏膜肌层　内环外纵两层。

（二）黏膜下层

疏松结缔组织。

1. 含有丰富的淋巴细胞，可形成淋巴小结。

2. 十二指肠的黏膜下层含十二指肠腺，为复管泡状黏液腺，分泌富含碳酸氢盐的碱性黏液，可保护黏膜免受胃液与胰液的侵蚀，为十二指肠的重要标志。

（三）肌层

内环外纵两层。

（四）外膜

除十二指肠中段一部分为纤维膜外，其余均为浆膜。

七、大肠

（一）盲肠、结肠和直肠

表14-4　盲肠、结肠和直肠的管壁结构

黏膜	表面光滑，无绒毛；上皮为单层柱状，由吸收细胞及大量的杯状细胞组成；固有层内有稠密的单管状大肠腺（无帕内特细胞，其余同小肠腺），可见淋巴组织；黏膜肌层由内环外纵两层平滑肌组成

续表

黏膜下层	疏松结缔组织，含有血管、淋巴管和成群的脂肪细胞
肌层	内环外纵两层。内环肌节段性局部增厚形成结肠袋；外纵肌局部增厚形成结肠带；带间的纵行肌菲薄，甚或缺如
外膜	盲肠、横结肠和乙状结肠为浆膜； 升结肠和降结肠的前壁为浆膜，后壁为纤维膜； 直肠上 1/3 段的全部和中 1/3 段的前壁为浆膜，其余部分为纤维膜

（二）阑尾

1. 管腔窄小而不规则，管壁的结构与结肠相似，但较薄。

2. 固有层和黏膜下层内淋巴组织非常丰富，肠腺很少，黏膜肌不完整。

3. 肌层较薄，分内环和外纵两层。

4. 外膜为浆膜。

5. 阑尾参与黏膜免疫功能的构成。

八、消化管的淋巴组织

组成：
- 上皮内的淋巴细胞
- 固有层中的淋巴细胞、浆细胞、巨噬细胞、树突状细胞
- 黏膜层和黏膜下的淋巴小结

→ 肠相关淋巴组织（GALT）

微皱褶细胞（microfold cell，M 细胞）：

① 分布：肠集合淋巴小结的黏膜上皮内，散在分布。

② 形态特点：因游离面有微皱褶而得名；胞质少，表面的微绒毛短小稀疏，基底面的质膜内陷形成较大的穹隆状凹腔，内含淋巴细胞和巨噬细胞。

③ 功能：可摄取肠腔内抗原物质，传递给巨噬细胞，发挥抗原呈递功能。

九、胃肠道内分泌细胞

1. 光镜：多单个存在，位于其他上皮细胞之间，呈圆锥

形或扁圆形，基底部附于基膜；能选择性地被银或铬盐染色，又称为嗜银细胞或嗜铬细胞。

2. 电镜：基部胞质有大量分泌颗粒，分泌颗粒的大小、形状及电子密度依细胞类型而异。

3. 分泌胃肠激素，参与调节消化、吸收、分泌和物质代谢等活动。

4. 胃肠激素可通过三种方式，即内分泌作用、神经递质作用和旁分泌发挥作用。

表 14-5 胃肠道的主要内分泌细胞

细胞名称	分布部位	分泌物	主要作用
G 细胞	幽门、十二指肠	胃泌素	促使胃酸分泌，促进黏膜细胞增殖
S 细胞	十二指肠、空肠	促胰液素	促进胰液和胆汁分泌
D 细胞	胃、肠	生长抑素	抑制胃酸分泌，抑制其他内分泌细胞
I 细胞	十二指肠、空肠	胆囊收缩素-促胰酶素	促进胆汁与胰酶分泌，促进胆囊收缩
K 细胞	十二指肠、空肠	抑胃肽	抑制胃酸分泌，促进胰岛素分泌
EC 细胞	胃、肠	5-羟色胺	增强胃肠运动
EC1 细胞	胃、肠	P 物质	增强胃肠运动，促进胃液分泌
D1 细胞	胃、肠	血管活性肠肽	血管扩张，促进离子和水的分泌
L 细胞	小肠	肠高血糖素	促使胃肠肌层缓慢运动，升高血糖
N 细胞	回肠	神经降压素	抑制胃酸分泌和胃运动
PP 细胞	胃、肠	胰多肽	抑制胰酶分泌，松弛胆囊

（周德山　杨　姝）

第 15 章

消化腺

消化腺 (digestive gland)
- 大消化腺，即独立构成器官的大唾液腺、胰腺和肝
- 小消化腺：分布于消化管壁内的许多腺体（如口腔内的小唾液腺、食管腺、胃腺和肠腺等）

一、大唾液腺

大唾液腺有腮腺、下颌下腺、舌下腺三对，其导管开口于口腔。

（一）大唾液腺的一般结构

唾液腺为复管泡状腺

- 被膜：结缔组织（内有血管、淋巴管和神经）伸入腺内将腺实质分隔为大小不等的小叶
- 实质
  - 导管：包括闰管、纹状管、小叶间导管和总导管
  - 腺泡：为腺的分泌部，由单层立方或锥体形腺细胞组成
  - （腺泡与导管）腺细胞和部分导管细胞与基膜之间有肌上皮细胞（有助于腺泡分泌物排出）

1. 腺泡　分浆液性、黏液性和混合性三种类型（表 15-1）。

表 15-1 三种腺泡的结构和功能

腺泡类型	细胞组成	结构特点	分泌物
浆液性腺泡	浆液性细胞	胞质着色较深，顶部胞质含嗜酸性酶原颗粒；基部胞质嗜碱性较强，有较多粗面内质网和核糖体；核圆形，位于基部	较稀薄
黏液性腺泡	黏液性细胞	胞质着色较浅，顶部胞质内有粗大的黏原颗粒；细胞核扁圆形，居细胞底部	较黏稠
混合性腺泡	浆液性和黏液性细胞	主要由黏液性细胞组成，少量浆液性细胞位于腺泡的底部，形成半月	适中

2. 导管 通常包括闰管、纹状管、小叶间导管和总导管。

(1) 闰管 (intercalated duct)：导管的起始段，直接与腺泡相连；管径细，管壁为单层扁平或单层立方上皮。

(2) 纹状管 (striated duct)：与闰管相连接，管壁为单层高柱状上皮，胞质嗜酸性，核圆，位居细胞顶部。细胞基部有纵纹。纹状管上皮细胞能主动吸收分泌物中的 Na^+，排出 K^+，重吸收或排出水。

(3) 小叶间导管和总导管：纹状管汇合形成小叶间导管，小叶间导管逐级汇合，最后形成总导管开口于口腔。小叶间导管初为单层柱状上皮，后移行为假复层柱状上皮，近口腔开口处渐为复层扁平上皮，与口腔黏膜上皮相延续。

(二) 三种大唾液腺的结构特点

如表 15-2 所示。

表 15-2 三种大唾液腺的结构和功能

	腺泡	闰管	纹状管	分泌物
腮腺	纯浆液性腺	长	较短	含唾液淀粉酶多，黏液少
颌下腺	混合腺，浆液性腺泡多	短而不明显	发达	含唾液淀粉酶较少，黏液较多
舌下腺	混合腺，黏液性腺泡为主	无	较短	以黏液为主

二、胰腺

被膜：薄层结缔组织，伸入腺内将实质分隔为许多小叶

胰腺实质
- 外分泌部：分泌胰液经导管排入十二指肠，在食物消化中起重要作用
- 内分泌部：即胰岛，分泌激素进入血液或淋巴，调节碳水化合物的代谢

（一）外分泌部

胰腺的外分泌部为浆液性复管泡状腺。

1. 腺泡

（1）胰腺泡细胞（pancreatic acinar cell）：具有典型的浆液性细胞的形态特点，其分泌受小肠 I 细胞分泌的胆囊收缩素-促胰酶素的调节。

（2）胰腺腺泡：无肌上皮细胞，腔面可见一些较小的扁平或立方形泡心细胞。

（3）泡心细胞（centroacinar cell）：是延伸入腺泡腔内的闰管起始部上皮细胞，细胞质染色淡，核圆形或卵圆形。

（4）胰腺泡细胞功能：分泌多种消化酶，如胰蛋白酶原、胰糜蛋白酶原、胰淀粉酶、胰脂肪酶和核酸酶等，分别消化食物中的各种营养成分。

2. 导管　由闰管、小叶内导管、小叶间导管和主导管组成（表 15-3）。

（1）闰管：细而长，管壁为单层扁平或立方上皮，其伸入腺泡的一段由泡心细胞组成，远端汇合形成小叶内导管。

表 15-3　胰腺外分泌部的结构

组成	结构特点
腺泡	由浆液性细胞构成，无肌上皮细胞，腔内有泡心细胞。分泌多种消化酶
导管	闰管→小叶内导管→小叶间导管→主导管→胆总管，开口于十二指肠乳头

（2）小叶内导管至主导管：上皮由单层立方逐渐变为单层柱状，主导管为单层高柱状上皮，上皮内可见杯状细胞。

（二）内分泌部（胰岛，pancreas islet）

1. 内分泌细胞组成的球形细胞团，似岛屿，分布于腺泡之间，着色浅。

2. 胰尾部的胰岛较多。

3. 胰岛大小不等。

4. 胰岛细胞间有丰富的有孔毛细血管。

5. 人胰岛主要有 A、B、D、PP 四种细胞（表 15-4）。

表 15-4　胰岛的结构和功能

	数量	分泌颗粒	分布	功能
A 细胞	20%	较大	胰岛周边部	分泌高血糖素，使血糖升高
B 细胞	70%	大小不一	胰岛中央部	分泌胰岛素，使血糖降低
D 细胞	5%	较大	在胰岛周边部，A、B 细胞之间	分泌生长抑素，抑制邻近 A 和 B 细胞的分泌活动
PP 细胞	很少	有	胰岛周边部，外分泌部导管上皮内及腺泡细胞间	分泌胰多肽，抑制胃肠运动、胰液分泌和胆囊收缩

三、肝

肝是人体最大的腺体，具有复杂多样的生物化学功能。

- 被膜：致密结缔组织（纤维膜：肝下面各沟、窝处以及右叶上面后部；其余为浆膜），肝门处的结缔组织随门静脉、肝动脉和肝管的分支伸入肝实质
- 实质
  - 肝小叶（hepatic lobule）：基本结构单位，呈多角棱柱体，成人肝有 50 万～100 万个
  - 门管区：肝小叶间各种管道密集的部位

（一）肝小叶

其结构和功能如表 15-5 所示。

表 15-5　肝小叶的结构和功能

组成	结构	功能
中央静脉	位于肝小叶中央，沿其长轴走行，管壁有血窦开口	收集肝血窦中的血液
肝板（hepatic plate）	肝细胞以中央静脉为中心，呈放射状排列成板状结构。肝板的断面为肝索（hepatic cord），肝小叶周边的肝板为界板（细胞较小，嗜酸性强）	肝细胞有合成胆汁、多种蛋白质和脂类，参与多种物质的储存、转化、分解和解毒功能
肝血窦	位于肝板之间，血窦经肝板上的孔互相通连，腔大而不规则，窦壁由内皮细胞组成，内皮细胞连接较松散，无基膜，窦内有肝巨噬细胞和 NK 细胞附着	通透性大，利于血浆内成分与肝细胞的交换。肝巨噬细胞和 NK 细胞具有清除异物和防御免疫功能
窦周隙	血窦内皮与肝细胞之间的狭小间隙，约 0.4μm，内有网状纤维和贮脂细胞	肝细胞和血液之间进行物质交换的场所。贮脂细胞参与维生素 A 的代谢，储存脂肪
胆小管	肝细胞相邻面质膜局部凹陷形成，胆小管在肝板内相互连接成网	胆汁流出的管道

1. 肝细胞（hepatocyte）

（1）构成肝小叶的主要成分。

（2）有三种不同的功能面，即血窦面、胆小管面和肝细胞连接面。

（3）肝血窦面和胆小管面有发达的微绒毛，使细胞表面积增大。相邻肝细胞连接面上有紧密连接、桥粒和缝隙连接等结构。

（4）肝细胞核大而圆，居中，异染色质少而着色浅，有 1 至数个核仁。

（5）多倍体肝细胞数量很大，双核细胞较多。与肝细胞长期保持活跃的功能活动及物质更新有关，而且可能与肝的潜在强大再生能力密切相关。

（6）胞质内各种细胞器丰富而发达：

① 发达的细胞骨架（在胆小管周围的胞质内尤为丰富），有利于胆小管的胆汁分泌和流动。

② 内质网发达，粗面内质网合成多种蛋白质，滑面内质网合成胆汁、脂肪和激素代谢、解毒等。

③ 发达的高尔基复合体，与胆汁分泌，蛋白质加工、浓缩和贮存，以及溶酶体的形成有关。

④ 线粒体丰富，为肝细胞的代谢活动提供能量。

⑤ 溶酶体和过氧化物酶体，参与相关物质的代谢。

(7) 富含大量糖原、脂滴和色素等内含物。

2. 肝血窦

(1) 肝血窦（hepatic sinusoid）位于肝板之间，腔大而不规则，窦壁由内皮细胞组成，内皮细胞连接较松散，人和多数哺乳动物肝血窦内皮外无基膜，仅见少量网状纤维附着。

(2) 肝血窦内皮细胞：扁而薄的部分有较多的窗孔，无隔膜，胞质内细胞器少，含较多吞饮小泡。

(3) 肝血窦是通透性最大的血窦之一，血浆中除乳糜颗粒不能通过外，其他大分子物质均可自由通过。

(4) 血液缓慢从小叶周边经血窦汇入中央静脉，血浆内成分得以与肝细胞进行充分交换。

(5) 血窦内有肝巨噬细胞和 NK 细胞（表 15-6）。

表 15-6 肝巨噬细胞和 NK 细胞

细胞名称	结构特点	功能
肝巨噬细胞，又称库普弗细胞（Kupffer cell）	形态不规则、许多板状伪足和丝状伪足；表面有许多皱襞、微绒毛和小球状突起，细胞衣较厚；胞质内含发达的溶酶体、吞噬体和吞饮泡	清除、分解异物及衰老的红细胞等各种成分
NK 细胞，又称肝内大颗粒淋巴细胞（hepatic large granular lymphocyte，HLGL）	核偏于一侧，呈肾形，胞质含较多溶酶体	抵御病毒感染、防止肝内肿瘤及其他肿瘤的肝转移

3. 窦周隙（perisinusoidal space）

（1）窦周隙是肝血窦内皮细胞与肝细胞之间的狭小间隙。其内充满血浆，是肝细胞和血液之间进行物质交换的场所，内可见散在网状纤维和贮脂细胞。

（2）贮脂细胞（fat-storing cell）又称肝星状细胞（hepatic stellate cell，HSC），位于窦周隙内。

结构特点：形态不规则，有突起（附于内皮细胞基底面和肝细胞表面，或伸入肝细胞之间）。胞质内含有许多大的脂滴是其最主要的特征。

功能：主要参与维生素 A 的代谢，储存脂肪。

正常情况下，贮脂细胞处于静止状态，人体摄取的维生素 A 70%～85%贮存在贮脂细胞内。肝功能障碍易致维生素 A 缺乏，导致夜晚视力不佳。

4. 胆小管（bile canaliculi）

（1）相邻两个肝细胞的膜局部凹陷而成的微细管道，在肝板内连接成网（镀银染色时光镜下可见）。

（2）靠近胆小管的相邻肝细胞膜由紧密连接、桥粒等组成的连接复合体结构，封闭胆小管，防止胆汁外溢至细胞间或窦周隙内。肝细胞受损，胆汁外溢，可导致肝细胞性黄疸。

胆汁的流出途径：胆小管内的胆汁从肝小叶中央流向周边，汇入小叶边缘处由立方细胞组成的短小管道，称赫令管（Hering canal），再经赫令管穿过界板，汇入小叶间胆管，最后汇入左、右肝管，流入肝总管。如流出受阻，将导致梗阻性黄疸。

5. 中央静脉　中央静脉（central vein）位于肝小叶长轴的中央，周围呈放射状排列的肝血窦汇入其中，故中央静脉壁上有许多肝血窦的开口。若干中央静脉汇合成小叶下静脉，汇入小叶间静脉。

（二）门管区（portal area）

在肝组织切片，相邻肝小叶之间呈三角形或椭圆形的结缔组织区称门管区。

门管区
- 小叶间静脉：是门静脉的分支，管腔较大而不规则，管壁薄
- 小叶间动脉：是肝动脉的分支，管腔小，管壁相对较厚
- 小叶间胆管：是肝管的分支，管腔狭小，管壁为单层立方上皮

四、胆囊与胆管

（一）胆囊

胆囊壁
- 黏膜：黏膜上皮为单层柱状，固有层为富含血管的薄层结缔组织
- 肌层：平滑肌呈纵行或螺旋排列
- 外膜：较厚，大部分为浆膜

胆囊的功能：贮存和浓缩胆汁。

（二）胆管

胆汁的流出途径：

肝细胞分泌胆汁→左、右肝管→肝总管→胆囊管⟺胆囊（贮存、浓缩）

胆囊管↙十二指肠←胆总管

管壁
- 黏膜：黏膜上皮为单层柱状（胆总管有杯状细胞，固有层结缔组织内有黏液腺）
- 肌层：纵行平滑肌收缩可使管道缩短、管腔扩大
- 外膜：较厚的结缔组织，临床外科手术分离胆囊常注射生理盐水于此层分离

（郭晓霞）

第 16 章

呼吸系统

组成：
- 导气部：鼻→咽→喉→气管→主支气管→肺内叶/段/小/细/终末细支气管
- 呼吸部：肺内呼吸性细支气管→肺泡管→肺泡囊→肺泡

功能：完成摄入氧、排出二氧化碳的功能，即“吐故纳新”，亦有嗅觉功能（鼻）、发音（鼻和喉），肺亦有一定的物质代谢和内分泌等功能。

一、鼻腔

- 黏膜（上皮、固有层）依据部位和功能分为三个部位（表 16-1）
- 软骨、骨或骨骼肌

表 16-1　三个部位鼻黏膜的比较

名称	前庭部	呼吸部	嗅部（olfactory region）
位置	邻近外鼻孔	占大部分	位于上鼻甲、相对的鼻中隔上份和鼻腔顶部
上皮类型	未角化复层扁平上皮，外鼻孔处为角化型	假复层纤毛柱状上皮，杯状细胞较多	假复层柱状上皮，含嗅细胞（为长梭形双极神经元）
固有层	细密结缔组织（近外鼻孔处有鼻毛及皮脂腺）	结缔组织，内含较多的腺体、淋巴组织、丰富的静脉丛	薄层结缔组织，内有丰富的血管、神经和浆液性的嗅腺
特殊功能	鼻毛可阻挡空气中较大的尘埃颗粒	对空气加温和湿润	嗅觉

二、喉

组成：黏膜＋软骨＋韧带＋肌肉

三、气管与主支气管

管壁结构
- 黏膜
  - 上皮：假复层纤毛柱状上皮，有大量的纤毛（表 16-2）
  - 固有层：结缔组织，其中的浆细胞在上皮细胞协同下，分泌 sIgA
- 黏膜下层：疏松结缔组织，含混合性腺
- 外膜：疏松结缔组织，含 C 形透明软骨环

表 16-2 假复层纤毛上皮的细胞组成

细胞类型	特点
纤毛细胞	最多，柱状，游离面有纤毛，可定向摆动，排送黏附表面的物质
杯状细胞	较多，分泌的黏液覆盖于上皮表面构成黏液性屏障
刷细胞	较少，柱状，游离面有微绒毛
小颗粒细胞	较少，锥形，为内分泌细胞，调节呼吸道平滑肌的收缩和腺体的分泌
基细胞	锥形，为干细胞，可分化为上皮的其他各类细胞

四、肺

组成
- 实质：肺内支气管的各级分支及其终末的大量肺泡（即支气管树）
- 间质：肺内结缔组织、血管、淋巴管和神经等

肺小叶：细支气管连同其分支和肺泡组成。呈锥形，尖朝向肺门，底朝向肺表面。细支气管软骨基本消失，平滑肌形成完整的环形，当其收缩，可导致整个肺小叶通气阻塞，吸气困难，发生支气管哮喘。

（一）肺导气部

各部分特点如表 16-3 所示。

表 16-3 肺导气部各部分的特点

	叶→段→小支气管	细支气管	终末细支气管
管径		逐渐变小	
管壁		逐渐变薄	
黏膜上皮	假复层纤毛柱状上皮	单层纤毛柱状上皮	单层柱状上皮
杯状细胞	逐渐较少	更少或消失	消失
腺体	逐渐较少	更少或消失	消失
软骨片	逐渐较少	更少或消失	消失
平滑肌	相对增多，渐成环行肌束	环行肌束明显，常形成皱襞	完整的环行肌层

Clara 细胞：

分布：终末细支气管的上皮。

结构特点：柱状细胞，无纤毛，顶部呈圆顶状凸向管腔，顶部胞质含多分泌颗粒。

功能：分泌物中含蛋白水解酶，可分解管腔中的黏液及脱落细胞，保持气道畅通。

（二）肺呼吸部

呼吸性细支气管以下的各个部分结构，包括呼吸性细支气管、肺泡管、肺泡囊和肺泡（表 16-4）。

表 16-4 肺呼吸部各部分的特点

部位	结构特点
呼吸性细支气管	管壁不完整，有少量肺泡开口，表面为单层立方上皮（也有少量 Clara 细胞）。上皮下方有少量平滑肌
肺泡管	管壁上的肺泡开口增多，管壁结构成分很少，在切片上呈结节状膨大，表面为单层立方上皮或扁平上皮
肺泡囊	为多个肺泡的共同开口处，无结节状膨大
肺泡	气体交换的部位；为半球形小囊，由肺泡上皮组成；相邻肺泡之间有肺泡隔（见下述）

1. 肺泡上皮

表 16-5　Ⅰ型和Ⅱ型肺泡细胞的比较

	Ⅰ型肺泡细胞 (type Ⅰ alveolar cell)	Ⅱ型肺泡细胞 (type Ⅱ alveolar cell)
数量	少，但覆盖面积大（95%）	多，但覆盖面积小（5%）
光镜	核部略厚，余部分扁平菲薄，难辨认	散在、凸于Ⅰ型肺泡细胞之间。细胞圆形或立方形，细胞核圆形，细胞质染色浅，呈泡沫状
电镜	细胞质内含大量吞饮小泡，含微小尘粒及表面活性物质	细胞质内富含线粒体、溶酶体、粗面内质网和高尔基复合体；核上方有较多嗜锇性板层小体
功能	构成气血屏障	分泌形成表面活性物质（主要成分为二棕榈酰卵磷脂），调控肺泡的表面张力；另外，可增殖分化为Ⅰ型肺泡细胞，有损伤修复功能

表 16-6　表面活性物质的作用

	肺泡	表面活性物质	肺泡表面张力	回缩力	结果
吸气末	扩大	稀薄	增大	增强	防止肺泡过于膨大
呼气末	缩小	浓厚	减小	降低	防止肺泡萎缩

2. 肺泡隔　相邻肺泡之间的薄层结缔组织。

（1）弹性纤维丰富，有利于呼气时的肺泡回缩。

（2）有连续型毛细血管网，有利于气体交换。

（3）肺巨噬细胞：① 来源于血液中的单核细胞。② 广泛分布于肺间质，特别是肺泡隔内，亦可游走入肺泡腔中。③ 吞噬吸入的细菌和尘粒等异物。④ 吞噬大量尘粒的肺巨噬细胞称为尘细胞。

3. 肺泡孔　是相邻肺泡之间气体流通的小孔。可均衡相邻肺泡内含气量，平衡肺泡内气压；在管道阻塞时起侧支通气的作用，防止肺泡塌陷，但肺部感染时，也易成为炎症蔓延的通道。

4. 气-血屏障（blood-air barrier） 是肺泡与血液之间进行气体交换时所通过的结构，很薄，由以下主要结构组成：

肺泡表面活性物质层、Ⅰ型肺泡细胞、融合了的肺泡上皮基膜和毛细血管内皮基膜、毛细血管内皮细胞。

（杨　姝）

第 17 章

泌尿系统

泌尿系统包括肾（泌尿器官）、输尿管、膀胱、尿道（储尿和排尿器官）。

功能是产生和排出尿液、调节水盐代谢和离子平衡、分泌生物活性物质。

一、肾 (kidney)

- 被膜：致密结缔组织和平滑肌
- 肾实质
  - 皮质
    - 肾柱：肾锥体之间的皮质
    - 皮质迷路：髓放线之间的皮质
  - 髓质
    - 髓放线：肾锥体底部向皮质呈放射状走行的条纹
    - 肾锥体

肾叶：一个肾锥体与其相连的皮质组成。

肾小叶：一条髓放线及两侧的皮质迷路。

（一）肾单位（nephron）

肾单位是肾的结构和功能单位。每个肾单位包括一个肾小体和一条与它相连的肾小管。

- 肾单位
  - 肾小体
    - 血管球
    - 肾小囊
  - 肾小管
    - 近端小管
      - 近曲小管
      - 近直小管（髓袢）
    - 细段（髓袢）
    - 远端小管
      - 远直小管（髓袢）
      - 远曲小管

表 17-1　两种肾单位的比较

	肾小体位置	肾小体体积	数量	髓袢	生理意义
浅表肾单位	皮质浅部	较小	85%	较短	尿液形成
髓旁肾单位	皮质深部	较大	15%	较长	尿液浓缩

1. 肾小体（renal corpuscle）　包括血管球和肾小囊。球形，位于皮质迷路和肾柱内，有两个极，分别为血管极和尿极。

（1）血管球（glomerulus）：也称肾小球，是一团盘曲的毛细血管，被包在肾小囊内，由入球小动脉分支而成。

入球微动脉→分支形成袢状毛细血管，互相吻合成网→汇合成出球微动脉

⇩　　　　⇩　　　　⇩

管径粗，血压高	管径细，血压低	有孔，无隔膜，基膜厚

上述结构特点有利于血液成分的滤过和原尿的形成。

血管系膜（球内系膜）：球内系膜细胞＋系膜基质。系膜细胞存在血管紧张素Ⅱ和心房钠尿肽的受体，具有多种生物功能。

（2）肾小囊（renal capsule）：肾小管起始端膨大凹陷形成的杯状双层上皮囊。

壁层：单层扁平上皮

↑

肾小囊腔：与近曲小管腔相通

↓

脏层：足细胞（podocyte），胞体较大，凸向肾小囊腔，核染色浅。从胞体发出的突起互相嵌合，次级突起间的裂隙称裂孔，表面覆有裂孔膜。裂孔大小可改变，从而调节肾小球滤过率。

（3）滤过屏障（filtration barrier）或滤过膜（filtration membrane）：由有孔毛细血管内皮、基膜和足细胞裂孔膜组

成。滤入肾小囊腔的滤体称原尿，经近曲小管等肾小管重吸收，形成终尿。

2. 肾小管（renal tubule） 单层上皮，有重吸收原尿的一些成分和排泄等作用（表 17-2）。

表 17-2 各段肾小管的结构比较

	位置	细胞形态	HE 染色	细胞分界	刷状缘	基底纵纹	细胞核
近曲小管	皮质迷路、肾柱	立方	深	不清	有	发达	近基部
近直小管	髓放线、肾锥体	立方	深	不清	有	较发达	近基部
细段	髓放线、肾锥体	扁平	浅	—	无	—	凸向管腔
远直小管	髓放线、肾锥体	立方	浅	较清	无	发达	近中央或管腔
远曲小管	皮质迷路、肾柱	立方	浅	较清	无	较发达	近中央或管腔

（二）集合管（表 17-3）

表 17-3 各段集合管的结构比较

	弓形集合管	直集合管	乳头管
位置	皮质迷路	髓放线、肾锥体	肾乳头
上皮	—	单层立方→单层柱状	单层高柱状
细胞形态	分界清楚，核圆居中或靠近底部，胞质染色浅至清亮，游离面仅有少量短微绒毛		
作用	重吸收、浓缩原尿		

（三）球旁复合体（juxtaglomerular complex）

球旁复合体也称肾小球旁器，位于肾小体血管极的三角形区域（表 17-4）。其中，致密斑构成三角形的底，入球小动脉和出球小动脉构成三角形的两个边，球外系膜细胞位于三角形的中心区域。

表 17-4　球旁复合体的组成与功能

	来源	作用
球旁细胞	入球微动脉管壁平滑肌细胞分化成的上皮样细胞	分泌肾素
致密斑	远端小管上皮细胞形成	感受 Na^+ 浓度变化
球外系膜细胞	与球内系膜细胞相延续	可能起信息传递作用

肾素属于蛋白水解酶，能使血管紧张素Ⅰ转化为血管紧张素Ⅱ，发挥效应。

（四）肾间质

肾间质包括肾内的结缔组织＋血管＋神经等。其内有一种特殊的细胞称间质细胞，可分泌前列腺素，合成纤维和基质。

（五）肾的血液循环

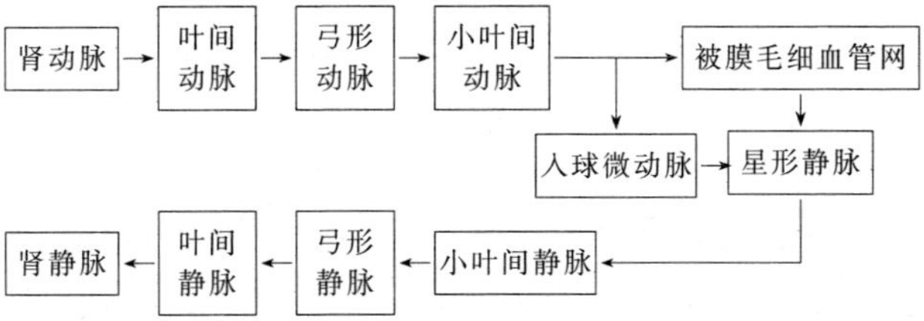

特点：

① 肾动脉起于腹主动脉，短而粗，血流量大。

② 肾小体血管球入球微动脉管径大于出球微动脉，使血管球内血流量大、血压高，便于滤过。

③ 形成两次毛细血管（血管球毛细血管和球后毛细血管网）。球后毛细血管内胶体渗透压高，有利于肾小管重吸收的物质入血。

④ 直小血管与髓袢伴行，有利于肾小管和集合小管的重吸收和尿液浓缩。

二、排尿管道

包括输尿管、膀胱及尿道。

管壁结构：
- 黏膜
  - 上皮：变移上皮，细胞层数 4～10 层，随功能状态改变
  - 固有层：结缔组织
- 肌层：2 或 3 层平滑肌
- 外膜：疏松结缔组织，大部分为纤维膜，仅膀胱顶部为浆膜

（杨　姝）

第18章

男性生殖系统

男性生殖系统（male reproductive system）由睾丸、生殖管道、附属腺及外生殖器组成。

睾丸：产生精子和分泌雄性激素
生殖管道：促进精子成熟，营养、贮存和运输精子
附属腺：包括精囊、尿道球腺和前列腺，分泌物构成精浆

一、睾丸

睾丸表面覆以浆膜，即鞘膜脏层。浆膜内侧是白膜（tunica albuginea），白膜在睾丸后缘增厚形成睾丸纵隔（mediastinum testis），呈放射状伸入睾丸实质，将实质分成约250个锥形小叶，每个小叶内有1～4条弯曲细长的生精小管。生精小管在近睾丸纵隔处变为短而直的直精小管。直精小管进入睾丸纵隔相互吻合形成睾丸网。生精小管之间的疏松结缔组织称睾丸间质。

（一）生精小管

生精小管（seminiferous tubule）由生精上皮（spermatogenic epithelium）构成。生精上皮由支持细胞和生精细胞（spermatogenic cell）组成。上皮基膜外侧含有胶原纤维和肌样细胞（myoid cell），肌样细胞收缩有助于精子排出。

1. 生精细胞　包括精原细胞、初级精母细胞、次级精母细胞、精子细胞和精子。

（1）精原细胞（spermatogonium）：紧贴基膜，分为A、B

两型。A型精原细胞核呈卵圆形，染色质细小，染色深，核中央常见淡染区；或染色质细密，染色浅。A型精原细胞分裂增殖，一部分子细胞继续作为干细胞，另一部分分化为B型精原细胞。B型精原细胞核呈圆形，核周边有较粗的染色质颗粒。B型精原细胞经过数次分裂后，分化为初级精母细胞。

（2）初级精母细胞（primary spermatocyte）：位于精原细胞近腔侧，圆形，体积较大。核大而圆，核型为46，XY。初级精母细胞经过第一次减数分裂后形成两个次级精母细胞。

（3）次级精母细胞（secondary spermatocyte）：靠近腔面，核圆形，染色较深，染色体核型为23，X或Y（2n DNA），每条染色体由2条染色单体组成。次级精母细胞不进行DNA复制，直接进行第二次减数分裂，产生两个精子细胞，染色体数目减半（1n DNA）。

（4）精子细胞（spermatid）：位于生精小管近腔面，核圆，染色质细密。

（5）精子（spermatozoon）：人的精子形似蝌蚪，分头、尾两部。头部主要结构是高度浓缩的细胞核，核的前2/3有顶体覆盖。顶体是特殊的溶酶体，内含多种水解酶，如顶体素、透明质酸酶、磷酸酯酶等。尾部可分为颈段、中段、主段和末段四部分。

2. 支持细胞（sustentacular cell） 又称Sertoli细胞。

（1）形态结构

① 呈不规则长锥体形，从生精上皮基底一直伸达腔面。

② 核呈三角形或不规则形，染色浅，核仁明显。

③ 电镜下，胞质内滑面内质网和粗面内质网丰富，高尔基复合体发达，线粒体和溶酶体较多，并有许多脂滴、糖原、微丝和微管。

④ 相邻支持细胞侧面近基部的胞膜形成紧密连接，将生精上皮分成两个室：

表 18-1 精子发生的相关概念

名称	概念
精子发生（spermatogenesis）	精原细胞形成精子的过程。包括精原细胞的增殖、精母细胞的 2 次减数分裂和精子形成 3 个阶段
精子形成（spermiogenesis）	精子细胞由圆形转变为蝌蚪状精子的过程。包括： ① 核染色质高度浓缩，成为精子头部的主体结构； ② 高尔基复合体形成顶体； ③ 中心体迁移到核的另一端，其中一个中心粒微管延长，形成精子尾部的轴丝； ④ 线粒体聚集并缠绕在轴丝近段周围，形成线粒体鞘； ⑤ 多余的胞质汇聚于尾侧，形成残余胞质，最后脱落
细胞群	一个精原细胞增殖分化产生的各级生精细胞，以胞质桥（intercellular cytoplasmic bridge）相连，形成同步发育的细胞群。胞质桥的存在保证同源生精细胞同步发育

a. 基底室（basal compartment）：位于生精小管基膜和支持细胞紧密连接之间，内有精原细胞；该紧密连接参与构成血-睾屏障，为精子发生提供所需的微环境。

b. 近腔室（adluminal compartment）：位于紧密连接上方，与生精小管管腔相通，内有较晚期的初级精母细胞、次级精母细胞、精子细胞和精子。

（2）功能

① 合成和分泌雄激素结合蛋白（androgen binding protein）和抑制素（inhibin）。雄激素结合蛋白与雄激素结合，维持生精小管内有较高的雄激素水平，促进精子发生。

② 胞内微丝和微管的收缩可使生精细胞向生精小管腔面移动和释放。

③ 吞噬和消化精子成熟后脱落的残余胞质。

④ 参与形成血-睾屏障（blood-testis barrier）。组成：毛细血管内皮及其基膜、结缔组织、生精上皮基膜和支持细胞的

紧密连接。功能：维持有利于精子发生的微环境。

（二）睾丸间质

1. 生精小管之间富含血管和淋巴管的疏松结缔组织。

2. 睾丸间质细胞（testicular interstitial cell）又称 Leydig 细胞，成群分布，呈圆形或多边形。核圆。居中。胞质嗜酸性。具有类固醇激素分泌细胞的超微结构特征。

3. 从青春期开始，睾丸间质细胞分泌雄激素（androgen），促进精子发生和男性生殖器官发育，维持第二性征和性功能。

（三）直精小管和睾丸网

1. 直精小管（tubulus rectus） 生精小管近睾丸纵隔处变成短而细的直行管道，管壁上皮为单层立方或矮柱状，无生精细胞。

2. 睾丸网（rete testis） 直精小管进入睾丸纵隔内分支吻合成网状的管道，管腔大而不规则，由单层立方上皮组成。

3. 精子经直精小管和睾丸网出睾丸进入附睾。

二、生殖管道

1. 附睾 分头、体、尾三部，头部主要由输出小管组成，体部和尾部由附睾管（epididymal duct）组成。

（1）输出小管（efferent duct）：与睾丸网连接的弯曲小管，上皮由高柱状纤毛细胞及低柱状细胞相间排列构成，管腔不规则。纤毛摆动促进精子运行。高柱状细胞有分泌功能，低柱状细胞有吸收和消化管腔内物质的作用。

（2）附睾管（epididymal duct）：为极度蟠曲的管道，管腔规则，远端与输精管相连，充满精子和分泌物。附睾管上皮基膜外侧有薄层平滑肌围绕，管壁外为富含血管的疏松结缔组织。上皮为假复层纤毛柱状，由主细胞和基细胞组成。

① 主细胞：在附睾管起始段为高柱状，而后逐渐变低，末段转变为立方形，细胞表面有静纤毛，具有分泌和吸收功能。

② 基细胞：矮小，呈锥形，位于上皮深层。

③ 血-附睾屏障（blood-epididymis barrier）：位于主细胞近腔面的紧密连接处，保护成熟中的精子不受外界干扰，并将精子与免疫系统隔离。

2. 输精管　为壁厚、腔小的肌性管道，管壁由黏膜、肌层和外膜三层组成。

①黏膜：表面为较薄的假复层柱状上皮，固有层结缔组织中弹性纤维丰富。

②肌层：厚，由内纵行、中环行和外纵行排列的平滑肌纤维组成。

三、附属腺

附属腺和生殖管道的分泌物以及精子共同组成精液（semen）。

1. 前列腺　呈栗形，环绕于尿道起始段，为复管泡腺，可分为尿道周带、内带和外带。雄激素刺激前列腺分泌稀薄的乳白色液体，富含酸性磷酸酶和纤维蛋白溶酶，还有柠檬酸和锌等物质。腺腔内分泌物可浓缩形成嗜酸性前列腺凝固体（prostatic concretion），后者可钙化形成前列腺结石。

2. 精囊　是一对盘曲的囊状器官，黏膜形成高大的皱襞，表面是假复层柱状上皮，胞质内含有许多分泌颗粒和黄色的脂色素。黏膜外有薄的平滑肌层和结缔组织外膜。精囊分泌弱碱性的淡黄色液体，内含果糖和前列腺素等成分。

3. 尿道球腺　是一对豌豆状的复管泡状腺，为黏液性腺。上皮为单层立方或单层柱状。腺体分泌的黏液于射精前排出，以润滑尿道。

（马　伟）

第 19 章

女性生殖系统

女性生殖系统（female reproductive system）由卵巢、输卵管、子宫、阴道和外生殖器组成。卵巢产生卵细胞和分泌性激素；输卵管输送生殖细胞，也是受精的部位；子宫是产生月经和孕育胎儿的器官。

一、卵巢

卵巢表面覆以单层立方或扁平的表面上皮，上皮下方为薄层致密结缔组织，称白膜（tunica albuginea）。实质包括周围的皮质和中央的髓质，二者无明显界限。皮质由不同发育阶段的卵泡、黄体和白体等，以及其间的结缔组织（基质细胞、网状纤维和平滑肌纤维）构成，髓质为富含血管的疏松结缔组织（含少量门细胞）。

（一）卵泡的发育与成熟

卵泡是由一个卵母细胞（oocyte）与其周围的多个卵泡细胞（follicular cell）所构成，卵泡细胞具有支持和营养卵母细胞的作用。

卵泡的发育分为四个阶段：原始卵泡、初级卵泡、次级卵泡和成熟卵泡。初级卵泡和次级卵泡合称生长卵泡（growing follicle）。

1. 原始卵泡（primordial follicle）

（1）位于皮质浅层，数量多，体积小。

（2）由一个初级卵母细胞和周围一层扁平的卵泡细胞

构成。

（3）初级卵母细胞：圆形，胞质嗜酸性，核大而圆，染色浅；电镜下可见胞质中有较多线粒体、板层状排列的滑面内质网和高尔基复合体等；由卵原细胞分裂分化形成，停留在第一次减数分裂前期。

（4）卵泡细胞：扁平形，胞体小，核扁圆，色深，与结缔组织间有薄层基膜。

2. 初级卵泡（primary follicle）

（1）青春期开始，在卵泡刺激素（FSH）的作用下，原始卵泡陆续发育为初级卵泡。主要变化有：

① 初级卵母细胞增大，核变大，胞质内高尔基复合体、粗面内质网和游离核糖体增多；在靠近质膜的胞质中出现电子致密的溶酶体，称皮质颗粒。

② 卵泡细胞增生，由单层变为多层（5～6 层），形态由扁平变为立方或柱状。

③ 初级卵母细胞与其周围的卵泡细胞之间出现一层均质且折光性强的嗜酸性透明带（zona pellucida）。

（2）透明带由 3 种糖蛋白分子，即 ZP1、ZP2 和 ZP3 构成，其中 ZP3 为精子受体，在受精过程中，透明带上精子受体对卵细胞与精子的相互识别和特异性结合具有重要意义。

（3）初级卵母细胞的微绒毛和卵泡细胞的突起在透明带内建立缝隙连接，有利于卵泡细胞向卵母细胞传递营养物质和信息分子。

3. 次级卵泡（secondary follicle）

（1）特征：卵泡细胞增至 6～12 层，其间出现卵泡腔（follicular cavity），腔内充满卵泡液。卵泡液含有与卵泡发育有关的营养成分、促性腺激素、雌激素和多种生物活性物质。初级卵母细胞、透明带及部分卵泡细胞形成一圆形隆起突入卵泡腔，称为卵丘（cumulus oophorus）。

（2）初级卵母细胞的体积已达到最大，此时紧贴透明带呈放射状排列的一层高柱状卵泡细胞，称放射冠（corona radiata）。

（3）卵泡腔周围的数层卵泡细胞形成颗粒层（stratum granulosum），卵泡细胞改称颗粒细胞（granulosa cell）。

（4）卵泡周围结缔组织中的梭形基质细胞分化形成卵泡膜，分为内、外两层：内层毛细血管丰富，膜细胞具有分泌类固醇激素的细胞特征；外层血管少，主要由胶原纤维和少量平滑肌构成。

4. 成熟卵泡（mature follicle）

（1）成熟卵泡体积显著增大，卵泡壁越来越薄，卵丘根部的卵泡细胞间出现裂隙，最终卵丘与卵泡壁分离。

（2）初级卵母细胞在排卵前 36～48 小时完成第一次减数分裂，形成次级卵母细胞（secondary oocyte）和第一极体。

（3）次级卵母细胞迅速进入第二次减数分裂，并停滞在中期。

（4）囊状卵泡（antral follicle）：具有卵泡腔的卵泡（次级卵泡和成熟卵泡）。

（5）次级卵泡和成熟卵泡具有内分泌功能：卵泡膜细胞和颗粒细胞分别在 FSH 和黄体生成素（LH）的刺激下，协同合成雌激素。雌激素少量进入卵泡腔，大部分进入血液循环，调节子宫内膜等靶器官的生理活动，并为受精卵着床进行必要的准备。

（二）排卵

1. 排卵（ovulation） 成熟卵泡破裂，次级卵母细胞从卵巢排出的过程。

2. 排卵前，成熟卵泡突出卵巢表面，卵丘漂浮于卵泡液中，卵泡壁变薄，局部形成半透明的卵泡小斑（follicular stigma）。

3. 卵泡小斑处的组织被蛋白水解酶和胶原酶分解而破裂，加上卵泡膜外层平滑肌的收缩，使次级卵母细胞连同透明带、放射冠和卵泡液从卵巢排出。

4. 排卵后，若次级卵母细胞受精，则继续完成第二次成熟分裂，形成单倍体（23，X）的卵细胞（ovum）和第二极体；若未受精，24 小时后次级卵母细胞退化并被吸收。

5. 正常排卵发生在月经周期的第 14 天左右，每隔 28 天左右排一次卵，两侧卵巢交替进行。

（三）黄体的形成与退化

1. 黄体（corpus luteum）　排卵后的卵泡壁颗粒层和卵泡膜向卵泡腔内塌陷，在 LH 的作用下逐渐发育成富含血管的内分泌细胞团，新鲜时呈黄色，故称黄体。主要由颗粒黄体细胞和膜黄体细胞构成。

2. 颗粒黄体细胞　由颗粒细胞衍化，数量多，体积大，染色浅，位于黄体中央，分泌孕激素。

3. 膜黄体细胞　由膜细胞衍化，数量少，体积小，染色较深，位于黄体周边，与颗粒黄体细胞协同作用分泌雌激素。

4. 月经黄体　排出的卵若未受精，黄体维持 12～14 天后退化，为月经黄体。

5. 妊娠黄体　若卵受精，在绒毛膜促性腺激素的刺激下，黄体继续发育增大，可维持 6 个月左右。妊娠黄体的颗粒黄体细胞还可分泌松弛素。

6. 白体　两种黄体最终退化消失，被结缔组织取代，变成白色瘢痕。

（四）闭锁卵泡

闭锁卵泡（atretic follicle）即退化的卵泡。卵泡的闭锁是一种细胞凋亡过程，可发生在卵泡发育的任何阶段。

二、输卵管

输卵管的管壁亦分为三层，由黏膜、肌层和浆膜构成。

1. 黏膜　形成纵行皱襞，以壶腹部最为发达。由单层柱状上皮（分泌细胞和纤毛细胞）和固有层构成。分泌细胞分泌的输卵管液营养卵子、辅助卵子运行；纤毛细胞的纤毛向子宫方向摆动，有助于卵子向子宫运送；输卵管液和纤毛协同亦可阻止细菌经输卵管进入腹膜腔。

2. 肌层　内环、外纵两层平滑肌，峡部最厚，壶腹部较薄。

3. 浆膜　由间皮和富含血管的薄层疏松结缔组织构成。

三、子宫

子宫（uterus）为肌性器官，子宫壁由外向内分为：外膜、肌层和内膜。

（一）子宫壁的结构

1. 外膜（perimetrium）　大部分为浆膜，仅子宫颈部为纤维膜。

2. 肌层　子宫肌层很厚，由平滑肌和结缔组织性的间质成分构成，分为黏膜下层、中间层和浆膜下层。

（1）浆膜下层和黏膜下层：二者均为薄层的纵行平滑肌束。

（2）中间层：较厚，为内环行与外斜行两层平滑肌束，含有丰富的血管。

3. 内膜（endometrium）　最为重要，由单层柱状上皮和固有层构成，浅层为功能层（functional layer），深层为基底层（basal layer）。

（1）上皮：单层上皮由分泌细胞和纤毛细胞组成。

（2）固有层：含大量基质细胞、网状纤维、血管和子宫腺（uterine gland）。

（3）功能层：月经来潮时脱落；妊娠时，胚泡植入此层。

（4）基底层：在月经和分娩时不脱落，有较强的增生修复能力，可以产生新的功能层。

（5）基底动脉：子宫动脉的分支进入肌层的中间层，后呈弓状走行，向子宫内膜发出许多分支，进入基底层的短而直的分支即基底动脉，不受卵巢激素的影响。

（6）螺旋动脉：主干进入功能层后螺旋走行，对卵巢激素极为敏感。

（二）子宫内膜的周期性变化

自青春期开始，子宫内膜功能层发生周期性变化，每 28 天左右发生一次内膜剥脱、出血、修复和增生，称月经周期（menstrual cycle）。每个月经周期是从月经的第一天起至下次月经来潮的前一天止，依次分为月经期、增生期和分泌期。

1. 增生期（proliferation phase），又称卵泡期

（1）时间：月经周期的第 5～14 天。

（2）卵巢中的变化：若干卵泡发育。

（3）主要影响的激素：生长卵泡分泌的雌激素。

（4）内膜的表现：上皮细胞与基质细胞不断分裂增生，月经期剥脱的子宫内膜由基底层增生得到修复，并逐步增厚。

增生早期，子宫腺少、细而短直。

增生晚期，子宫腺增多、增长、弯曲、腺腔增大，腺上皮细胞呈柱状，胞质顶部有分泌颗粒，核下区出现糖原聚集；螺旋动脉增长、弯曲。

增生末期，卵巢内的成熟卵泡排卵，子宫内膜进入分泌期。

2. 分泌期（secretory phase），又称黄体期

（1）时间：月经周期的第 15～28 天。

（2）卵巢中的变化：黄体逐渐形成。

（3）主要影响的激素：黄体分泌的孕激素和雌激素。

（4）内膜的表现：子宫内膜继续增生变厚。

子宫腺极度弯曲，腺腔扩大，充满分泌物。固有层基质中组织液增多而呈水肿状态。基质细胞增生，胞质内充满糖原和脂滴。螺旋动脉进一步增长、弯曲。卵子若受精，则内膜继续增厚，发育为蜕膜；否则，进入月经期。

3. 月经期（menstrual phase）

（1）时间：月经周期的第 1～4 天。

（2）卵巢中的变化：黄体退化为月经黄体（排出的卵子未

受精）。

（3）主要影响的激素：雌激素和孕激素的水平骤然下降。

（4）内膜的表现：内膜缺血导致功能层组织细胞坏死（因螺旋动脉收缩）→血管破裂，血液积聚于内膜浅层（因螺旋动脉收缩后发生的短暂扩张）→坏死的组织块和血液一起进入子宫腔从阴道排出，即为月经（menstruation）。

月经期末，功能层全部脱落，基底层残留的子宫腺上皮细胞迅速分裂增生，向表面铺展，内膜上皮逐步修复并转入增生期。

（三）子宫颈

子宫颈壁由外向内分为：纤维膜、肌层和黏膜。

1. 纤维膜　较致密的结缔组织。

2. 肌层　由少量分散的平滑肌和结缔组织构成。

3. 黏膜　形成大而分支的皱襞，黏膜上皮为单层柱状，由分泌细胞、纤毛细胞和储备细胞构成。

四、阴道

阴道壁由内向外分为黏膜、肌层和外膜构成。

1. 黏膜　突入阴道腔形成许多横行皱襞，由上皮和固有层构成，上皮为未角化的复层扁平上皮，上皮细胞内聚集大量糖原颗粒。在阴道杆菌作用下，糖原可转化为乳酸，使阴道保持酸性，发挥一定的抗菌作用，亦含有郎格汉斯细胞。固有层由富含弹性纤维和血管的结缔组织构成。

2. 肌层　较薄，为左、右螺旋相互交织成格子状的平滑肌束，肌束间弹性纤维丰富。阴道外口为环行骨骼肌形成的括约肌。

3. 外膜　是富含弹性纤维的致密结缔组织。

五、乳腺

女性乳腺于青春期开始发育。妊娠期与哺乳期乳腺有泌乳功能，称为活动期乳腺；无分泌功能的乳腺称为静止期乳腺。

1. 乳腺的一般结构　乳腺由腺泡和导管及其周围的结缔组织构成。

（1）腺泡：复管泡状腺。腺泡上皮为单层立方或柱状，腺上皮与基膜间有肌上皮细胞，后者有舒缩功能，有助于腺细胞的分泌。

（2）导管：包括小叶内导管（单层立方或柱状上皮）、小叶间导管（复层柱状上皮）和总导管（复层扁平上皮）。

2. 静止期乳腺　腺体不发达，仅有少量小的腺泡和导管，脂肪组织和结缔组织极为丰富。在每个月经周期的分泌期，腺泡和导管略有增生，乳腺可略增大。

3. 活动期乳腺　妊娠期，在雌激素和孕激素的作用下，乳腺的腺泡和小导管均发生增生，腺泡增大，结缔组织和脂肪组织相对减少，出现较多的巨噬细胞和浆细胞。妊娠后期，在催乳激素的刺激下，腺泡开始分泌。哺乳期，乳腺中的腺体更加发达，不同的小叶内，合成与分泌活动交替进行。分泌前的腺泡上皮为高柱状，分泌后的腺泡上皮呈立方或扁平状，腺腔内充满乳汁。哺乳期结束后，腺泡和导管等恢复静止期的结构。

（马　伟）

第二篇

胚胎学

第 20 章

胚胎学绪论

一、胚胎学的内容和意义

1. 胚胎学（embryology） 是研究从受精卵发育为新生个体的过程及其相关机制的一门科学。其研究内容包括：① 生殖细胞的发生；② 受精；③ 胚胎早期发生；④ 器官与系统的发生；⑤ 胚胎与母体的关系；⑥ 先天性畸形。

2. 人的胚胎在母体子宫内的发育，即从受精卵至胎儿娩出的时间为 38 周（约 266 天），可分为两个时期：胚期和胎期（表 20-1）。

表 20-1 胚胎发育分期

分期	时间	经历的变化
胚期（embryonic period）	受精至第 8 周末	受精卵由单个细胞经历复杂的分裂分化，发育为各器官、系统，外形初具人雏形的胎儿
胎期（fetal period）	第 9 周至出生	胎儿逐渐长大，各器官、系统继续发育，功能逐渐出现和完善

3. 胚胎学的分支学科

描述胚胎学：应用组织学和解剖学方法，观察胚胎发育的形态变化过程。
比较胚胎学：比较不同种系动物（包括人类）的胚胎发育，探讨生物进化过程的规律。
实验胚胎学：用实验的方法观察不同因素对胚胎发育的影响，揭示胚胎发育的内在规律和机制。
分子胚胎学：用分子生物学方法研究胚胎发育过程中的基因表达与调控因素，研究各种蛋白质在胚胎发育中的作用，揭示胚胎发育的分子机制。
畸形学：研究各种先天性畸形发生的原因、机制及其预防措施。
生殖工程学：通过人工介入早期生殖过程，获得期望的新个体。

二、胚胎学发展简史

表 20-2 胚胎学发展史上的重要事件

人物（国籍，年代）	贡献
亚里士多德（古希腊）	最早对胚胎发育进行了观察
哈维（英，1651 年）	编著《论动物的生殖》，提出“一切生命均来自卵”这一假说
列文虎克（荷）、格拉夫（荷）、马尔比基（意）	分别发现精子、卵泡、鸡胚的体节、神经管和卵黄血管。提出“预成论”学说
沃尔夫（德，18 世纪中叶）	提出“渐成论”学说
贝尔（爱沙尼亚，1828 年）	编著《论动物的发育》，研究成果彻底否定“预成论”，同时创立了比较胚胎学
雷马克（德，1855 年）	提出了胚胎发生的三胚层学说，这是描述胚胎学的起源

续表

人物（国籍，年代）	贡献
达尔文（英，1859 年）	编著《物种起源》，支持贝尔的学说
穆勒和海克尔（德，19 世纪 60 年代）	提出“重演律”
斯佩曼（德，19 世纪末）	提出“诱导学说”，荣获 1935 年诺贝尔生理学或医学奖
20 世纪 50 年代起	现代胚胎学逐步发展起来，以分子胚胎学和生殖工程学作为理论和技术进步的两大标志。分子胚胎学与实验胚胎学、细胞生物学、分子遗传学等学科互相渗透，形成发育生物学

（梁元晶）

第 21 章

胚胎发生总论

一、生殖细胞和受精

（一）生殖细胞

1. 生殖细胞（germ cell），即配子（gamete），包括精子和卵子。

2. 精子的获能

（1）从男性生殖道排出的精子具有运动能力，但尚无受精的能力。原因是精子头部的外表面被覆有来自精液中的糖蛋白，能阻止顶体酶的释放。

（2）获能：精子进入子宫和输卵管，上述糖蛋白被去除，从而使精子获得受精的能力，这一过程称获能（capacitation）。

（3）精子的受精能力可维持约 24 小时。

3. 卵子的成熟

（1）从卵巢排出的卵子（次级卵母细胞）处于第二次减数分裂的中期。

（2）若发生受精，精子穿入次级卵母细胞内，激发次级卵母细胞完成第二次减数分裂。

（3）若未受精，次级卵母细胞将在排卵后 12～24 小时退化。

（二）受精

1. 受精（fertilization） 精子与卵子结合形成受精卵的过程。

2. 受精的正常部位　输卵管壶腹部。

3. 受精的过程

(1) 获能的精子与卵子周围的放射冠接触时，释放顶体酶，解离放射冠的卵泡细胞，从而使部分精子可以接触到透明带。

(2) 精子与透明带接触，与 ZP3 结合，进一步释放顶体酶，在透明带中形成一条孔道，精子头部便接触到卵子。精子释放顶体酶，溶蚀放射冠和透明带的过程称顶体反应 (acrosome reaction)。

(3) 精子头部细胞膜与卵子细胞膜融合，精子的细胞核和部分细胞质进入卵子内，即为受精。精卵结合后，卵子浅层皮质中的皮质颗粒释放其内容物，使透明带发生改变，从而阻止其他精子进入卵子，这一过程称透明带反应 (zona reaction)。同时，卵子完成第二次减数分裂，形成一个成熟的卵子和一个第二极体。精子和卵子的细胞核膨大，分别形成雄原核和雌原核。两个原核逐渐靠近，核膜消失，染色体混合，形成一个二倍体的受精卵。

4. 受精的条件　正常发育并已获能的精子与正常发育的卵子在限定时间内相遇。生殖管道因炎症等原因造成不通畅，或应用避孕套等避孕措施，均会导致精卵不能相遇，使受精难以实现。

5. 受精的意义

(1) 精子与卵子的结合恢复了细胞的二倍体核型。

(2) 精子进入卵子，启动受精卵进行快速分裂分化，形成一个新的个体。

(3) 新个体具有来自双亲的遗传物质，维持了双亲的遗传特点；同时，在减数分裂过程中发生了染色体联会和互换，又使新个体具有与双亲不同的新性状。

(4) 受精决定新个体的遗传性别。

二、胚泡形成和植入

（一）卵裂和胚泡形成

1. 卵裂（cleavage）

（1）受精卵形成后，在输卵管中向子宫方向移行同时，进行细胞分裂，这一过程称卵裂。卵裂产生的子细胞称卵裂球。

（2）卵裂产生的子细胞始终包裹在透明带中，所以，随着卵裂球数量的增加，每个卵裂球的体积逐渐缩小，其意义是使细胞体积逐渐恢复至体细胞大小。

（3）受精后第 3 天，形成由 12～16 个卵裂球组成的实心胚，称桑葚胚（morula）。

2. 胚泡形成

（1）受精后第 4 天，卵裂形成的细胞团进入子宫腔，细胞数目增至约 100 个，细胞间出现小的腔隙，并逐渐汇成一个腔。此时透明带溶解，胚形似泡状，称胚泡（blastocyst）。

（2）胚泡的结构

胚泡：
- 滋养层（trophoblast）：是构成胚泡壁的单层细胞
- 胚泡腔（blastocoele）：是胚泡中的腔隙，含液体
- 内细胞群（inner cell mass）：是位于胚泡腔内一侧的一群细胞

（二）植入

1. 胚泡逐渐埋入子宫内膜的过程称植入（implantation）。

2. 植入于受精后第 5～6 天开始，第 11～12 天完成。

3. 植入部位多位于子宫的体部和底部。若植入发生在子宫颈，称前置胎盘；若植入发生在子宫以外的部位，称异位妊娠，常发生在输卵管。

4. 胚泡植入时，内细胞群一侧的滋养层与子宫内膜接触，使子宫内膜出现缺口。胚泡从这一缺口处逐渐埋入子宫内膜。胚泡完全埋入后，子宫内膜缺口被修复，完成植入。

5. 植入过程中，滋养层由单层分化为内、外两层。

（1）合体滋养层（syncytiotrophoblast）：位于外层，细胞互相融合，细胞间界限消失。

（2）细胞滋养层（cytotrophoblast）：位于内层，为单层立方形细胞，细胞间界限清楚。细胞滋养层可以通过细胞分裂，补充、融入合体滋养层。

6. 植入后，子宫内膜肥厚，血液供应更加丰富，子宫腺分泌更加旺盛，基质细胞肥大，富含糖原和脂滴。子宫内膜的上述变化称蜕膜反应。发生蜕膜反应后，子宫内膜改称蜕膜（decidua），基质细胞改称蜕膜细胞。

7. 根据蜕膜与胚的位置关系，将蜕膜分为三个部分：

脱膜
- 基蜕膜（decidua basalis）：位于胚深面
- 包蜕膜（decidua capsularis）：覆盖在胚的子宫腔面
- 壁蜕膜（decidua parietalis）：子宫其余部分的蜕膜

8. 植入受母体雌激素和孕激素的精确调控，以确保子宫内膜的周期性变化与胚泡的发育同步。

三、胚层的形成

（一）二胚层胚盘及相关结构的形成（人胚第 2 周）

内细胞群增殖分化，形成二胚层胚盘（embryonic disc）。

1. 下胚层（hypoblast）　在内细胞群靠近胚泡腔的一侧，形成一层立方形细胞，为下胚层。

2. 上胚层（epiblast）　在下胚层的上方，内细胞群靠近滋养层的一侧，出现一层柱状细胞，为上胚层。

3. 上、下胚层紧贴，形成一盘状结构，称二胚层胚盘。

4. 上胚层细胞增殖，细胞之间出现一个充满液体的小腔，并不断扩大，称羊膜腔，腔中的液体称羊水。紧贴细胞滋养层的一层上胚层细胞扁平，称成羊膜细胞，形成羊膜。羊膜与上胚层的其余部分共同包裹羊膜腔，构成羊膜囊。

5. 下胚层周缘的细胞向下生长，形成由单层扁平上皮围成的囊，称卵黄囊。

6. 在羊膜腔和卵黄囊形成的同时，胚泡腔内出现星状细胞与细胞外基质，充填于细胞滋养层和羊膜囊、卵黄囊之间，形成胚外中胚层。

7. 胚外中胚层细胞之间出现小的腔隙，并逐渐融合成一个大的腔，称胚外体腔。

8. 随着胚外体腔的不断扩大，二胚层胚盘、羊膜囊和卵黄囊与滋养层之间仅由体蒂（body stalk）相连。

（二）三胚层胚盘及相关结构的形成（人胚第 3 周）

1. 上胚层细胞在胚盘尾侧中轴形成一条增厚区，称原条（primitive streak）。

2. 原条的头端形成结节状膨大，称原结（primitive node）。

3. 原条的中线上出现浅沟，称原沟（primitive groove）。

4. 原结的中央出现浅凹，称原凹（primitive pit）。

5. 原沟底部的上胚层细胞在上、下胚层之间向周围扩展，形成中胚层（mesoderm）。部分细胞完全置换下胚层的细胞，形成一个新的细胞层，称内胚层（endoderm）。

6. 中胚层和内胚层出现后，上胚层改称外胚层（ectoderm）。

7. 第 3 周末，形成三胚层胚盘。

8. 位于原凹处的上胚层细胞向下增殖并向胚胎头端迁移，在内、外胚层之间形成一条单独的细胞索，称脊索（notochord）。脊索将诱导其背侧的外胚层形成神经板。

9. 在脊索的头端和原条的尾端，各有一个无中胚层的小区域，此处内、外胚层直接相贴，形成薄膜样结构，分别称口咽膜（oropharyngeal membrane）和泄殖腔膜（cloacal membrane）。

10. 随着胚体的发育，原条逐渐向尾部退缩，直至消失。若原条残留，常在未来人体骶尾部形成由多种组织构成的畸胎瘤。

11. 脊索的大部分将退化消失，仅在脊柱的椎间盘内残留，形成髓核。

四、三胚层的分化和胚体的形成

人胚第4～8周，三胚层逐渐分化，胚体外形逐渐建立。

（一）三胚层的分化

1. 外胚层的分化

（1）神经外胚层的形成和分化

① 神经板（neural plate）：脊索诱导其背侧中线处的外胚层增厚为板状，形成神经板，这部分外胚层也称神经外胚层。

② 神经沟（neural groove）：神经板中央沿长轴方向凹陷，形成神经沟。

③ 神经褶（neural fold）：神经沟的两侧缘隆起，形成神经褶。

④ 神经管（neural tube）：两侧神经褶在中线处逐渐愈合，形成神经管。神经管的愈合开始于未来的颈部区域，向头、尾两端进展，在头、尾两端各留有一开口，分别称前神经孔（anterior neuropore）和后神经孔（posterior neuropore）。

⑤ 前、后神经孔在胚胎第4周闭合。若前神经孔未闭合，将形成无脑儿；若后神经孔未闭合，将形成脊髓脊柱裂。

⑥ 神经管将分化为中枢神经系统。神经管头端→脑；神经管尾端→脊髓。

⑦ 在神经管形成的过程中，神经板外侧缘的一些细胞迁移到神经管的背外侧，形成左、右两条纵行的细胞索，称神经嵴（neural crest）。

⑧ 神经嵴是周围神经系统的原基，将分化为脑神经节、脊神经节、交感神经节、肾上腺髓质及某些APUD细胞。

（2）表面外胚层的形成和分化：除神经外胚层外的其余部分的外胚层为表面外胚层，将分化为表皮及其附属器、耳原基、晶状体原基等。

2. 中胚层的分化　中胚层由胚体中央向两侧依次为：轴旁中胚层（paraxial mesoderm）、间介中胚层（intermediate mesoderm）和侧中胚层（lateral mesoderm）。在中胚层的分化过程中，通常先形成间充质，再分化为结缔组织、肌组织和心血管系统等。

（1）轴旁中胚层

① 紧邻脊索两侧的中胚层细胞增殖，形成一对纵行的细胞索，称轴旁中胚层。

② 轴旁中胚层呈节段性增生，形成左右成对的块状细胞团，称体节（somite）。

③ 体节由胚体头端向尾端依次形成42～44对。

④ 体节将分化为脊柱、背侧的皮肤真皮和骨骼肌。

（2）间介中胚层

① 位于轴旁中胚层和侧中胚层之间。

② 将分化为泌尿和生殖系统的主要器官。

（3）侧中胚层

① 是中胚层最外侧的部分。

② 侧中胚层内出现小的腔隙，并逐渐融合，形成一个大的腔，称胚内体腔（intraembryonic coelom）。由于胚内体腔的出现，侧中胚层被分为两部分：体壁中胚层（somatic mesoderm）和脏壁中胚层（splanchnic mesoderm）。

③ 体壁中胚层→胸腹部和四肢的皮肤真皮、骨骼与肌肉等。

④ 脏壁中胚层→消化、呼吸系统的肌组织、结缔组织和间皮等。

⑤ 胚内体腔→心包腔、胸膜腔和腹膜腔。

3. 内胚层的分化

（1）内胚层被卷入胚体内，形成原始消化管（primitive gut）。

（2）原始消化管→咽喉及其以下的消化管、消化腺、呼吸道和肺的上皮组织，以及中耳、甲状腺、甲状旁腺、胸腺、膀胱等器官的上皮组织。

（二）胚体的形成

1. 伴随三胚层的分化，胚盘的边缘出现头褶、尾褶和侧褶，使扁平的胚盘逐渐变成圆柱状的胚体。

2. 圆柱状胚体形成的结果

（1）胚体突入羊膜腔，浸泡在羊水中。

（2）外胚层包在胚体外面，内胚层卷折到胚体内部形成原始消化管。

（3）口咽膜和泄殖腔膜分别转到胚体头和尾的腹侧。

（4）体蒂和卵黄囊在胚体腹侧中心合并，外包羊膜，形成脐带。

3. 第 8 周末，胚体初具人的形态。

五、胎膜和胎盘

（一）胎膜（fetal membrane）

包括绒毛膜、羊膜、卵黄囊、尿囊和脐带。

1. 绒毛膜（chorion）

（1）绒毛膜由滋养层和衬于其内面的胚外中胚层构成。绒毛膜表面的绒毛状突起，称绒毛（或绒毛干）。

（2）绒毛干的分级：分初级、次级和三级绒毛（表 21-1）。

表 21-1　绒毛干的分级和内部结构

名称	出现时间	绒毛干的内部结构
初级绒毛干	胚胎第 2 周	合体滋养层、细胞滋养层
次级绒毛干	胚胎第 3 周初	合体滋养层、细胞滋养层、胚外中胚层
三级绒毛干	胚胎第 3 周末	合体滋养层、细胞滋养层、胚外中胚层的间充质分化为结缔组织和血管，并与胚体内的血管相通

（3）绒毛干末端的细胞滋养层细胞增殖，穿出合体滋养层，伸达蜕膜，在蜕膜表面延伸形成一层细胞滋养层壳，使绒

毛膜与子宫蜕膜牢固相连。

（4）胚胎早期，绒毛均匀地分布在整个绒毛膜的表面。随着胚胎发育和绒毛膜血液供应的变化，绒毛膜分为平滑绒毛膜和丛密绒毛膜（表 21-2）。

表 21-2 绒毛膜的分区及结构特点

名称	部位	形成的原因	结构特点
平滑绒毛膜	与包蜕膜相邻	血供匮乏，缺乏营养	绒毛萎缩退化，绒毛膜变得平坦
丛密绒毛膜	与基蜕膜相邻	血供充足，营养丰富	绒毛茂密

（5）绒毛间隙内充满了来自子宫螺旋动脉的母体血，绒毛浸浴其中，并借此完成胎儿和母体血液之间的物质交换。

（6）绒毛膜发育异常及其相关疾病（表 21-3）：

表 21-3 绒毛膜发育异常及其相关疾病

绒毛膜发育异常	疾病
绒毛膜血管发育不良，或未与胚体血管连通	胚胎发育迟缓、死亡
滋养层细胞过度增殖，绒毛内结缔组织变性水肿，血管消失，绒毛呈葡萄状	葡萄胎
滋养层细胞癌变	绒毛膜癌

2. 羊膜（amnion）

（1）羊膜由一层羊膜上皮和薄层胚外中胚层构成，是半透明的薄膜。

（2）羊膜与外胚层相延续，最初附着于胚盘边缘。随着羊膜腔的扩大，胚体突入羊膜腔，羊膜在胚胎的腹侧包裹体蒂，形成脐带。

（3）羊膜腔内充满羊水（amniotic fluid）。

① 妊娠早期，羊水无色透明，主要由羊膜分泌和吸收。妊娠中期以后，胎儿吞咽羊水，其消化系统和泌尿系统的排泄

物、脱落的上皮细胞进入羊水，使羊水逐渐变得混浊。

② 羊水的量（表 21-4）：

表 21-4　羊水的量

	体积（ml）	相关畸形
正常值（足月分娩时）	1000～1500	
羊水过少	＜500	胎儿无肾或尿道闭锁
羊水过多	＞2000	无脑儿或消化管闭锁

③ 羊水的作用：a. 保护胎儿免受外界冲击和损伤，防止和周围组织粘连；b. 胎儿在羊水中可以自由活动，利于骨骼和肌肉的发育；c. 分娩时，扩张宫颈，冲洗产道。

3. 卵黄囊（yolk sac）

（1）位于原始消化管的腹侧。

（2）随着圆柱状胚体的形成，卵黄囊逐渐被羊膜包入脐带，以卵黄蒂与中肠相连。卵黄蒂于第 6 周闭锁，卵黄囊退化。

（3）卵黄囊壁上的胚外中胚层是最早发生造血干细胞和原始血管的部位。

（4）卵黄囊尾侧壁的内胚层细胞是原始生殖细胞的发源地。

4. 尿囊（allantois）

（1）尿囊是从卵黄囊尾侧向体蒂内伸出的一个盲管。随着胚体的卷折，尿囊开口于原始消化管尾段的腹侧。

（2）当原始消化管尾段演化形成膀胱时，尿囊成为从膀胱顶部发出并伸入脐带内的脐尿管。脐尿管以后闭锁成为脐中韧带。

（3）尿囊壁的胚外中胚层中出现尿囊动脉和尿囊静脉，以后演变为脐动脉和脐静脉。

5. 脐带（umbilical cord）

（1）是连接胚胎脐部和胎盘间的索状结构。

（2）脐带表面被覆羊膜，内部为结缔组织，其中包含闭锁的卵黄囊和脐尿管，以及脐动脉和脐静脉。

（3）脐动脉有两条，将胚胎血液运送到胎盘绒毛血管，与绒毛间隙内的母体血之间进行物质交换。

（4）脐静脉有一条，将富含氧和营养物质的血液从绒毛运送到胚胎。

（5）脐带的长度（表 21-5）：

表 21-5　脐带的长度

	长度（cm）	相关异常
正常值（胎儿出生时）	40～60	
脐带过短	<35	胎儿娩出时会引起胎盘过早剥离
脐带过长	>80	缠绕胎儿四肢或颈部，可引起局部发育不良或窒息死亡

（二）胎盘

1. 胎盘的结构

（1）胎盘（placenta）：由胎儿的丛密绒毛膜与母体的基蜕膜共同组成的圆盘状结构。中央厚，周边薄。

（2）胎盘
- 胎儿面：光滑，被覆羊膜，脐带附着于胎儿面的中央或稍偏
- 母体面：粗糙，为剥脱后的基蜕膜，可见 15～30 个胎盘小叶

（3）胎盘的垂直切面结构

① 羊膜下方为绒毛膜板。

② 绒毛膜板发出 40～60 根绒毛干，其末端借细胞滋养层壳固定于基蜕膜。绒毛干上又发出许多细小的游离绒毛。脐血管的分支沿绒毛干进入绒毛内，最终形成毛细血管。

③ 绒毛干之间为绒毛间隙。

④ 基蜕膜形成胎盘隔（placental septum），伸入绒毛间隙

内，将胎盘分隔为 15～30 个胎盘小叶，每个小叶含 1～4 根绒毛干及其分支形成的游离绒毛。

⑤ 子宫螺旋动脉和子宫静脉的分支开口于绒毛间隙，使绒毛间隙内充满母体血液，绒毛浸浴其中。

2. 胎盘的血液循环和胎盘膜

(1) 胎盘的血液循环

① 胎盘内有母体和胎儿两套血液循环系统。

② 母体动脉血→子宫螺旋动脉→绒毛间隙（与绒毛毛细血管中的胎儿血进行物质交换）→子宫静脉→母体。

③ 胎儿静脉性质的血→脐动脉→绒毛毛细血管（与绒毛间隙内的母体血进行物质交换，成为动脉性质的血）→脐静脉→胎儿。

④ 在胎盘中，母体和胎儿的血液各自在封闭的管道内运行，二者之间可以进行物质交换，但不相混合。

(2) 胎盘膜

① 胎儿血与母体血在胎盘内进行物质交换所通过的结构，称胎盘膜（placental membrane），又称胎盘屏障（placental barrier）。

② 胎盘膜的构成

早期胎盘膜：
- 合体滋养层
- 细胞滋养层和基膜
- 薄层绒毛结缔组织
- 绒毛毛细血管基膜和内皮

发育后期胎盘膜：
- 薄层合体滋养层
- 绒毛毛细血管内皮
- 上述两者的基膜

3. 胎盘的功能

(1) 物质交换

① 胎儿通过胎盘从母血中获得氧和营养物质，排出二氧

化碳和代谢产物。

② 母血中的抗体（IgG）可通过胎盘膜进入胎儿体内，使胎儿和新生儿具有一定的免疫力。

③ 某些药物、病毒或化学物质可通过胎盘膜进入胎儿体内，影响胚胎发育，甚至引起先天畸形。

（2）内分泌功能：胎盘合体滋养层能分泌多种激素（表21-6）。

表 21-6　胎盘分泌的激素及其生理作用

激素名称	分泌时间	生理作用
人绒毛膜促性腺激素（hCG）	妊娠第 2 周开始分泌，第 8 周达高峰，以后逐渐下降	促进母体黄体的生长发育，以维持妊娠，是妊娠检测指标
人胎盘催乳素（hPL）	妊娠第 2 个月开始分泌，第 8 个月达高峰，直至分娩	促进母体乳腺的生长发育，促进胎儿的生长发育
孕激素、雌激素	妊娠第 4 个月开始分泌，以后逐渐增多	母体的黄体退化后，胎盘的这两种激素发挥继续维持妊娠的作用

六、胚胎各期外形特征和胚胎龄的推算

胚胎龄
- 月经龄：是从妊娠妇女末次月经的第 1 天算起，直至胎儿娩出，为 40 周。临床中常用
- 受精龄：是从受精到胎儿娩出，为 38 周。胚胎学者常用

（一）胚胎龄的推算

第 1～3 周，根据胚的发育状况和胚盘的结构；

第 4～5 周，根据体节数及鳃弓与眼、耳、鼻等原基的出现情况；

第 6～8 周，根据四肢与颜面的发育特征；

9 周以后，根据颜面、皮肤、毛发、四肢、外生殖器等的

发育特征。

（二）胚胎长度的测量（表 21-7）

表 21-7 胚胎长度的测量

名称	测量方法
最长值（GL）	用于测量第 1～3 周的人胚；直接测量胚体的最大长度
顶臀长（CRL）	用于测量第 4 周以后的人胚；是从头部最高点至尾部最低点之间的长度
顶跟长（CHL）	用于测量胎儿；是从头顶量至坐骨结节，从坐骨结节量至膝盖，从膝盖量至足跟，再计算这三个长度之和

七、双胎、多胎和联胎

（一）双胎（又称孪生）（twins）

1. 双卵孪生　两个受精卵分别发育为两个胚胎。他们有各自的胎膜与胎盘，性别可相同或不同，相貌和生理特征的差异如同一般兄弟姐妹。

2. 单卵孪生　一个受精卵发育为两个胚胎。他们的遗传基因完全一样。单卵孪生有以下三种情况：

（1）一个受精卵形成两个卵裂球，进一步发育形成两个胚泡，分别植入，各自形成一个胎儿。两个胎儿有各自的羊膜腔和胎盘。

（2）一个胚泡内形成两个内细胞群，各自发育为一个胎儿。两个胎儿有各自的羊膜腔，但共享一个胎盘。

（3）一个胚盘上形成两个原条和脊索，诱导形成两个神经管，发育为两个胎儿。两个胎儿共享一个羊膜腔，共享一个胎盘。

（二）多胎（multiplets）

多胎是指一次娩出两个以上的新生儿。多胎的原因可为单卵性、多卵性及混合性，以混合性为多。

（三）联体双胎（conjoined twins）

1. 联体双胎是指两个未完全分离的单卵双胎。

2. 在单卵双胎中，当一个胚盘上出现两个原条并发育为两个胚胎时，如果两个原条靠得较近，胚体形成时发生局部粘连，将形成联体双胎。

3. 联体双胎
- 对称型：两个胚胎大小相同
  - 头联体
  - 臀联体
  - 胸腹联体
- 不对称型：两个胚胎一大一小
  - 寄生胎
  - 胎中胎

八、先天性畸形

先天性畸形（congenital malformation）是由于胚胎发育紊乱所致的形态和结构的异常，出生时已经存在，是出生缺陷的一种。

（一）先天性畸形的发生原因

1. 遗传因素

（1）染色体畸变：包括染色体数目的变化和染色体结构的改变。

（2）基因突变：是指DNA分子碱基组成或排列顺序的改变。

2. 环境因素　引起先天性畸形的环境因素统称为致畸因子（teratogen）。

（1）生物性致畸因子：目前已经确定的生物性致畸因子包括风疹病毒、单纯疱疹病毒、巨细胞病毒、弓形虫、梅毒螺旋体等。

（2）物理性致畸因子：目前已经确认各种射线、机械性压迫和损伤等对人胚胎有致畸作用。

（3）化学性致畸因子：包括抗肿瘤、抗惊厥、抗生素、抗凝血、激素等药物；还包括某些化学物质，如多环芳香碳氢化合物、亚硝基化合物、烷基和苯类化合物、含磷的农药、重金属等。

(4) 其他致畸因子：吸烟、酗酒、缺氧、严重营养不良等均有致畸作用。

3. 遗传因素与环境因素的相互作用　大多数的致畸性因素为混合居多。

（二）致畸敏感期

1. 受到致畸因子作用后，最易发生畸形的发育时期称致畸敏感期（susceptible period）。

2. 人胚 1～2 周，受到致畸因子作用后，易引起胚死亡。

3. 3～8 周，胚胎细胞增生分化活跃，正在形成各个器官的原基。此期若受到致畸因子的干扰，最易发生畸形，因此，该阶段为致畸敏感期。

4. 胚胎第 9 周开始，各器官进行组织分化和功能分化。若此期受到致畸因子的干扰，多发生微观结构异常和功能缺陷，一般不出现宏观形态的畸形。

（三）先天性畸形的预防

1. 婚前进行遗传咨询。

2. 对不宜生育的夫妇可采取生殖工程学等措施。

3. 妊娠期间避免接触致畸因子。

4. 进行妊娠监护和产前检查，尽早发现畸形，及时应对。

（梁元晶）

第 22 章

颜面和四肢的发生

人胚第 4 周，于口咽膜头端，胚体头部腹侧的局部间充质增生，形成额鼻突（frontonasal process）。在口咽膜尾侧，原始心脏发育增大并突起，称心突（heart process）。

一、鳃器的发生

1. 鳃弓（branchial arch） 在额鼻突和心突之间渐次出现 6 对背腹走向的柱状隆起，称为鳃弓。

2. 鳃沟（branchial groove） 是相邻鳃弓之间的凹陷，共 5 对。

3. 咽囊（pharyngeal pouch） 与鳃沟相对应，是原始咽侧壁内胚层向外膨出形成的囊状结构，共 5 对。

4. 鳃膜（branchial membrane） 是鳃沟与咽囊之间的薄膜。

5. 鳃器（branchial apparatus） 鳃弓、鳃沟、鳃膜与咽囊统称腮器。

二、颜面的形成

（一）颜面的形成与 5 个突起和口凹密切相关。

1. 上颌突（maxillary process） 1 对，左、右对称。起自第 1 鳃弓腹侧份的上支。

2. 下颌突（mandibular process） 1 对，左、右对称。起自第 1 鳃弓腹侧份的下支。

3. 口凹（stomodeum） 是额鼻突、左右上颌突和左右下颌突所围绕的凹陷，亦称原始口腔。它的底是口咽膜，口咽膜于第 4 周内破裂，使原始口腔与原始咽相通。

（二）人胚第 4 周末

突起：
- 额鼻突
- 上颌突（1 对）
- 下颌突（1 对）
- 内侧鼻突（1 对）
- 外侧鼻突（1 对）

凹陷：
- 口凹
- 鼻窝（1 对）

1. 鼻板 额鼻突下缘的两侧，局部外胚层增生，形成左、右 1 对鼻板。

2. 鼻窝（nasal pit） 1 对。鼻板的中央凹陷形成鼻窝。

3. 内侧鼻突（median nasal process） 1 对，分别为左、右内侧鼻突。是鼻窝内侧缘间充质增生所形成的隆起。

4. 外侧鼻突（lateral nasal process） 1 对，分别为左、右外侧鼻突。是鼻窝外侧缘间充质增生所形成的隆起。

（三）颜面的形成

1. 颜面的形成是由两侧向中央方向逐步接近，融合而成（表 22-1）。

表 22-1 颜面的形成

胚胎时期颜面部的突起	分化演变
额鼻突	前额
左、右内侧鼻突	鼻梁、鼻尖，上唇的正中部分、人中
左、右外侧鼻突	鼻的侧壁、鼻翼
左、右上颌突	上唇的外侧部、上颌
左、右下颌突	下唇、下颌

2. 鼻窝形成外鼻孔，并向深部扩大，形成原始鼻腔。

3. 原始鼻腔与原始口腔间起初以口鼻膜相隔。此后口鼻膜破裂，两腔相通。

4. 上、下颌形成后，二者之间的裂隙称口裂。原始口腔的口裂起初宽大，而后逐渐缩小。

5. 眼最初发生于额鼻突下缘的外侧，两眼之间的距离较远。此后两眼逐渐向中线靠近。

6. 外耳道由第1鳃沟演变而来，鳃沟周围的间充质增生形成耳郭。外耳的位置最初很低，此后逐渐移至后上方。

三、腭的发生

（一）腭起自于正中腭突和外侧腭突

1. 正中腭突（median palatine process） 1个，是左、右内侧鼻突愈合后，其内侧面向原始口腔内长出的1个短小突起。

2. 外侧腭突（lateral palatine process） 1对，是左、右上颌突的内侧面向原始口腔内长出的1对扁平突起。

腭的发生如表22-2所示。

表22-2 腭的发生

胚胎时期的突起	分化演变
正中腭突	腭前部的一小部分
外侧腭突	左、右外侧腭突在中线处愈合，形成腭的大部。其前缘与正中腭突愈合，三者交汇处残留一切齿孔

- 腭前部的间充质 $\xrightarrow{骨化}$ 硬腭
- 腭后部 ⟶ 软腭
- 软腭后缘正中的组织增生 ⟶ 腭垂

（二）原始口腔和原始鼻腔的分隔

1. 腭将原始口腔和原始鼻腔分隔成永久口腔和鼻腔。

2. 随着腭的形成，额鼻突的下部在原始鼻腔内形成鼻中隔。

3. 鼻中隔向下生长，与腭在中线处愈合，将鼻腔一分为二。

4. 鼻腔的两外侧壁上形成上、中、下三对鼻甲。

四、舌的发生

1. 人胚第 4 周末，左、右下颌突向口腔内形成 3 个突起：侧舌突（1 对）和奇结节。侧舌突左右融合形成舌体的大部分，奇结节形成舌盲孔前方舌体的一小部分。

2. 第 2、3、4 鳃弓腹侧端之间的间充质增生形成，形成联合突和会厌突。联合突发育为舌根，会厌突形成会厌，舌体与舌根融合处形成 V 形界沟。

五、牙的发生

1. 人胚第 6 周，外胚层来源的上皮沿上、下颌形成“U”形的牙板。

2. 牙板外胚层上皮细胞增生，向深部中胚层内生长，形成圆形隆起，即牙蕾。

3. 牙乳头、造釉器和牙囊的形成

间充质从牙蕾基底部进入牙蕾⟶牙乳头⟶牙本质、牙髓

牙蕾的外胚层⟶造釉器⟶牙釉质

牙乳头和造釉器周围的间充质⟶牙囊

牙乳头、造釉器和芽囊⟶乳牙原基

4. 牙釉质的形成　造釉器进一步分化为 3 层（表 22-3）。

表 22-3　造釉器的分化

造釉器分层	分化演变
外层	单层立方或扁平的外釉上皮
中层	星状细胞构成的釉网→退化消失
内层	单层柱状的内釉上皮，柱状细胞称为成釉质细胞，具有造釉质作用。随着釉质的形成，成釉质细胞与外釉上皮相贴，合称牙小皮。牙齿萌出，牙小皮消失

5. 牙本质的形成

牙乳头：
- 靠近内釉上皮的间充质细胞分化为成牙本质细胞 ⟶
  - 分泌基质，基质钙化形成牙本质
  - 细胞的突起增长称牙本质纤维
  - 纤维所在的管道称牙本质小管
- 其余部分分化为牙髓

6. 牙骨质的形成

（1）牙囊：
- 内侧份⟶牙骨质
- 外侧份⟶牙周膜

（2）第 10 周时，恒牙芽蕾形成。其形成和发育与乳牙相同。

六、颈的形成

1. 心上嵴是心突上缘的间充质向头端增生形成的嵴状突起。

2. 人胚第 5 周，第 2 对鳃弓向尾侧生长，覆盖在第 3、4、6 对鳃弓的表面，与下方的心上嵴融合。

3. 融合后，第 2 对鳃弓与其深面的第 3、4、6 对腮弓之间留有一个腔隙，称颈窦。

4. 颈窦闭锁。随着鳃弓的分化、食管和气管的伸长及心脏位置的下降，颈逐渐形成。

七、四肢的发生

1. 人胚第 4 周末，胚体左右外侧体壁上，先后出现上、下 2 对突起：上肢芽和下肢芽。上、下肢芽由深部的中胚层和表面的外胚层组成。

2. 肢芽的演变

（1）第 6 周，肢芽的远端和近端出现 2 个缩窄环，将肢芽分为 3 段：

上肢芽：上臂、前臂、手

下肢芽：大腿、小腿、足

（2）肢芽的终末部分形成手板和足板。手板和足板的远端各形成 4 条凹沟，凹沟间形成 5 条指（趾）线。指（趾）线间的细胞逐渐凋亡，形成手指和足趾的正常形态。

（3）肢芽中轴的间充质→软骨→骨

来自体节的间充质细胞→迁移到肢芽→骨骼肌

脊神经→随肢芽的发育，同时长入肢体内

八、主要畸形

表 22-4　颜面四肢发生过程中的主要畸形

名称	主要原因	畸形表现
唇裂 (cleft lip)	上颌突与同侧内侧鼻突未愈合 左、右内侧鼻突未愈合 左、右下颌突未愈合 内侧鼻突发育不良	裂沟位于上唇人中外侧，最常见 裂沟位于上唇正中，少见 裂沟位于下唇正中，少见 人中缺损，出现宽大的上唇正中裂
面斜裂 (oblique facial cleft)	上颌突与同侧外侧鼻突未愈合	裂沟位于眼内眦与口角之间
腭裂 (cleft palate)	外侧腭突与正中腭突未愈合 左、右外侧腭突未愈合 前腭裂和正中腭裂同时存在	前腭裂，可为单侧或双侧，是位于切齿孔与切齿之间的裂隙 正中腭裂，是位于切齿孔与腭垂之间的矢状裂隙 全腭裂
四肢畸形	无肢畸形 短肢畸形 四肢分化障碍	一个或若干个肢体完全缺如或局部缺如 四肢短小，或海豹样手或足畸形 某块肌或肌群缺如、关节发育不良、骨畸形、马蹄内翻足、多指（趾）、并指（趾）等

（梁元晶）

第 23 章

消化系统和呼吸系统的发生

消化系统和呼吸系统的大多数器官由原始消化管（primitive gut）分化而成。消化管与呼吸系统器官的上皮、腺上皮和肺泡上皮均来自原始消化管的内胚层，而结缔组织、肌组织、血管内皮和间皮则来自中胚层，神经组织来自外胚层。

原始消化管的演变：

- 前肠（foregut）：分化为咽、食管、胃、十二指肠上段、肝、胆、胰以及喉以下的呼吸系统
- 中肠（midgut）：分化为十二指肠中段至横结肠右 2/3 的肠管
- 后肠（hindgut）：分化为横结肠左 1/3 至肛管上段的肠管

一、消化系统的发生

（一）原始咽的发生和咽囊的演变

1. 原始咽的发生

（1）原始咽为口咽膜至喉气管憩室的前肠头端部分，呈扁漏斗状。尾端与食管相通。

（2）第 4 周口咽膜破裂，原始咽借原始口腔和原始鼻腔与外界相通。

（3）原始咽的侧壁向外膨出，形成 5 对咽囊，分别与外侧的鳃沟相对。

2. 咽囊的演变（表 23-1）。

表 23-1　咽囊的演变

咽囊		演变
第 1 对咽囊	远侧端（膨大）	中耳鼓室，第 1 对鳃膜分化为鼓膜（第 1 对鳃沟形成外耳道）
	近侧端（伸长）	咽鼓管
第 2 对咽囊		腭扁桃体
第 3 对咽囊	背侧份（增生）	下一对甲状旁腺
	腹侧份（增生）	胸腺原基
第 4 对咽囊	背侧份（增生）	上一对甲状旁腺
	腹侧份	退化消失
第 5 对咽囊		后鳃体→甲状腺滤泡旁细胞

（二）甲状腺的发生

1. 第 4 周初，相当于第 1 对咽囊平面的原始咽底壁正中线处，内胚层细胞增生形成甲状舌管（thyroglossal duct），为甲状腺原基。

2. 甲状舌管沿颈部正中向尾侧方向生长，末端向两侧膨大，形成甲状腺侧叶。

3. 第 7 周，甲状舌管上段退化消失，起始处残留的浅凹为舌盲孔。

4. 第 11 周，含胶质的甲状腺滤泡出现，开始分泌甲状腺激素。

（三）食管和胃的发生

1. 食管的发生

(1) 原始咽尾端至胃之间的原始消化管分化为食管。

(2) 食管上皮最初为单层。

(3) 第 8 周，管腔上皮过度增生，使管腔狭窄或闭锁。

(4) 过度增生的上皮凋亡退化，管腔重新出现，上皮转变为复层。

2. 胃的发生

（1）第 4 周，食管尾端的前肠形成梭形膨大的胃原基。

（2）第 5 周，胃的背侧缘生长较快，形成胃大弯，其头端向上膨出，形成胃底。腹侧缘生长较慢，形成胃小弯。

（3）胃背系膜发育为突向左侧的网膜囊，使胃沿其长轴旋转 90°，胃大弯由背侧转向左侧，胃小弯由腹侧转向右侧。

（4）胃沿其背腹轴进一步旋转，由原来的垂直位变成由左上至右下的斜行方位。

（四）肠的发生

胃以下的原始消化管分化为肠。

1. 肠最初为一条直管，借背系膜连于腹后壁。

2. 前肠尾段与中肠头段的部分首先形成突向腹侧的“C”形肠袢，随着胃的旋转，该肠袢转向右侧，形成十二指肠并固定于腹后壁。

3. 十二指肠以下的中肠向腹侧弯曲，形成矢状位的“U”形中肠袢（midgut loop）。肠系膜上动脉走行于中肠袢背系膜的中轴部位。

4. 中肠袢顶端与卵黄蒂相连并以此为界分为头支和尾支；尾支近卵黄蒂处形成盲肠突（cecal bud），为大肠和小肠的分界，是盲肠和阑尾的原基。

5. 第 6 周时，中肠袢生长迅速，突入脐腔（umbilical coelom），形成生理性脐疝。肠袢在脐腔内生长的同时，以肠系膜上动脉为轴逆时针方向旋转 90°，由矢状位变为水平位，头支转到右侧，尾支转到左侧。

6. 第 10 周，肠袢由脐腔退回腹腔，脐腔闭锁。在肠袢退回腹腔的过程中，头支在前，尾支在后，并继续逆时针旋转 180°，头支转至左侧，尾支转至右侧。头支形成空肠和回肠大部分，位居腹腔中部。尾支形成回肠末端和横结肠右 2/3。

7. 盲肠突降至右髂窝，升结肠随之形成。盲肠突的近段发育为盲肠，远段发育为阑尾。

8. 中肠袢退回到腹腔时，后肠的大部被推向左侧，形成横结肠的左 1/3、降结肠和乙状结肠。

（五）直肠的发生与泄殖腔的分隔

1. 后肠尾段膨大部分为泄殖腔（cloaca），腹侧与尿囊相连，末端以泄殖腔膜封闭。

2. 第 6～7 周时，后肠与尿囊之间的间充质增生，形成尿直肠隔（urorectal septum）。

3. 尿直肠隔向泄殖腔膜方向生长并与之融合，将泄殖腔分隔为腹侧的尿生殖窦（urogenital sinus）和背侧的原始直肠。

4. 尿生殖窦主要发育为膀胱和尿道，原始直肠分化为直肠和肛管上段。

5. 泄殖腔膜被分隔为腹侧的尿生殖窦膜（urogenital membrane）和背侧的肛膜（anal membrane）。肛膜外方为外胚层凹陷形成的肛凹（anal pit）。

6. 第 8 周末，肛膜破裂，肛凹加深，发育为肛管下段。

7. 肛管上段来自内胚层，下段来自外胚层，两者之间以齿状线为界。

（六）肝和胆的发生

第 4 周初，前肠末端腹侧壁的细胞增生，形成肝憩室（hepatic diverticulum），是肝和胆的原基。肝憩室伸入到原始横膈内，末端分为头、尾两支（表 23-2）。

表 23-2　肝憩室的演变

头支	肝的原基	近端分化为肝管及小叶间胆管； 末端形成肝细胞索和肝板，肝板互相连接成网； 肝板之间的间隙为肝血窦； 肝板与肝血窦围绕中央静脉共同形成肝小叶； 第 2 个月，肝细胞间形成胆小管，第 3 个月开始合成胆汁

续表

尾支	胆囊及胆道的原基	近端伸长发育为胆囊管； 远端扩大形成胆囊
基部	发育为胆总管，与胰腺导管合并开口于十二指肠	

（七）胰腺的发生

1. 第4周末，前肠末端近肝憩室尾缘，内胚层上皮向腹侧和背侧增生，形成腹胰芽（ventral pancreatic bud）和背胰芽（dorsal pancreatic bud）。

2. 腹胰芽和背胰芽末端反复分支，形成各级导管和腺泡，分别形成腹胰和背胰。

3. 部分细胞游离进入间充质，分化形成胰岛。

4. 贯穿腹胰和背胰全长的导管分别称腹胰管和背胰管。

5. 由于胃和十二指肠的旋转及肠壁的不均等生长，腹胰转向背胰的背侧下方并与之融合。腹胰形成胰头的下份，背胰形成胰头的上份、胰体和胰尾。

6. 背胰管远侧段和腹胰管接通，形成主胰导管。

（八）主要畸形

表 23-3　消化系统的常见畸形

名称	主要原因	畸形表现
甲状舌管囊肿（thyroglossal cyst）	甲状舌管没有闭锁	在舌与甲状腺之间形成囊肿。囊肿穿孔，开口于皮肤或舌盲孔处，成为甲状舌管瘘
消化管狭窄或闭锁	过度增生的上皮细胞没有发生凋亡退化	主要见于食管和十二指肠狭窄或闭锁
先天性脐疝（congenital umbilical hernia）	脐腔未闭锁导致脐带根部残留一孔与腹腔相通	当腹内压增高时，肠管可从脐部膨出

续表

名称	主要原因	畸形表现
梅克尔憩室（Meckel's diverticulum）	卵黄蒂近端未退化	回肠壁上形成的囊状突起，顶端可有纤维索与脐相连
脐粪瘘（umbilical fistula）	卵黄蒂未退化	回肠和脐之间留有一瘘管，出生后，肠内容物可通过此瘘管从脐部溢出
先天性巨结肠（congenital megacolon）	神经嵴细胞未能迁移至结肠壁内	肠壁内副交感神经节细胞缺如，导致乙状结肠麻痹，不能蠕动，粪便淤积其内，造成近端肠管极度扩张，即巨结肠
不通肛（imperforate anus），又称肛门闭锁	肛膜未破或肛凹与直肠末端未能相通	无肛门，并常因尿直肠隔发育不全而伴有直肠尿道瘘
肠袢转位异常	肠袢在发育过程中反向转位	左位阑尾和肝，右位胃和乙状结肠等

二、呼吸系统的发生

（一）喉、气管和肺的发生

1. 喉气管沟（laryngotracheal groove）　第 4 周，原始咽尾端正中腹侧壁出现一纵行沟。

2. 喉气管憩室（laryngotracheal diverticulum）　喉气管沟逐渐加深，形成一长形盲囊。

3. 气管食管隔　在喉气管憩室与背侧食管间的间充质形成气管食管隔。

4. 肺芽（lung bud）　喉气管憩室（长形盲囊）上端发育为喉，中段发育为气管，末段分为左右两支为肺芽，是主支气管和肺的原基。

5. 肺芽→左、右主支气管→肺叶支气管、段支气管，直至呼吸性细支气管、肺泡管和肺泡囊。

6. 第7个月，肺泡数量增加，除Ⅰ型肺泡细胞外，还分化出Ⅱ型肺泡细胞，并分泌表面活性物质。

7. 第7个月，肺内血液循环系统发育完善。

（二）主要畸形

表 23-4　呼吸系统的常见畸形

名称	主要原因	畸形表现
气管食管瘘（tracheoesophageal fistula）	气管食管隔发育不良，导致气管和食管分隔不完全	多种类型的气管食管瘘，常伴食管闭锁
透明膜病（hyaline membrane disease），又称呼吸窘迫综合征（respiratory distress syndrome）	Ⅱ型肺泡细胞分化不良，不能产生足够的表面活性物质，致使肺泡表面张力增大	肺泡不能随呼吸运动扩张，出现呼吸困难

（郭晓霞）

第 24 章

泌尿系统和生殖系统的发生

泌尿系统和生殖系统的主要器官发生于间介中胚层。

间介中胚层（人胚第 4 周初）：
- 头段呈节段性生长，形成生肾节
- 尾段呈索状增生，形成生肾索

⇩ 继续增大

与体节分离，凸向胚内体腔，在中轴两侧形成一对纵行隆起，称为尿生殖嵴

⇩

内侧部：生殖腺嵴	外侧部：中肾嵴

一、泌尿系统的发生

（一）肾和输尿管的发生

肾的发生分为 3 个阶段，即从胚的颈部向盆部相继出现前肾、中肾和后肾。

1．前肾（pronephros）

（1）人胚第 4 周初开始发生，为过渡性结构，无功能。

（2）前肾小管：生肾节从头至尾相继发生的横行小管，于第 4 周末退化。

（3）前肾管：头尾走向的管，并向尾部延伸，大部分保留。

2．中肾（mesonephros）

（1）人胚第 4 周末开始发生，过渡性结构，有短暂功能。

（2）中肾小管：生肾索及其后中肾嵴内，先后出现的横行的小管（大部分相继退化）。

（3）中肾管：为前肾管向尾侧延伸形成，末端开口于泄殖腔。

3. 后肾（metanephros）

（1）人胚第5周初发育，第3个月时，形成人体的永久肾，即肾器官。

（2）由输尿管芽和生后肾组织相互诱导，共同分化形成。

（3）输尿管芽：中肾管末端近泄殖腔处向背外侧长出的一个盲管，该盲管伸入中肾嵴尾端，并向胚的颅、背侧伸长且反复分支，演变为输尿管、肾盂、肾盏、集合管（末端呈“T”形）。

（4）生后肾组织：中肾嵴尾端间充质细胞受输尿管芽的诱导向其末端聚集、包绕而成。

① 覆盖在“T”形集合管末端的帽状生后肾组织先形成细胞团，再逐渐分化成“S”形的后肾小管；

② 后肾小管一端膨大凹陷形成肾小囊，与源自肾动脉的细小分支形成的毛细血管球共同构成肾小体；其余部分延长弯曲，分化为肾小管各段（末端与集合小管的盲端相连通）；

③ 集合管末端不断诱导形成大量肾单位，形成肾皮质；

④ 外周部分演变为肾的被膜。

（5）后肾最初位于盆腔，逐渐上升至腰部（因腰骶部器官的生长、输尿管芽伸展及胚体直立）。

后肾：
- 输尿管芽→输尿管→肾盂→肾盏→集合管→集合小管
- ↕ 诱导；集合小管 ‖ 接通 肾小管
- 生后肾组织→后肾小管
  - ↗ 肾小管（近端小管、细段、远端小管）
  - ↘ 肾小囊 + 血管球（源自肾动脉）} 肾小体

（二）膀胱和尿道的发生

1. 泄殖腔在胚第 4～7 周间，被尿直肠隔分隔为腹侧的尿生殖窦和背侧的原始直肠。

2. 尿生殖窦的演变（表 24-1）。

表 24-1　尿生殖窦的演变

<table>
<tr><th colspan="2">分段</th><th>分化演变</th></tr>
<tr><td rowspan="5">尿生殖窦</td><td>上段</td><td>膀胱（从膀胱顶到脐之间的一段尿囊称脐尿管，于出生前闭锁，演化为脐中韧带）</td></tr>
<tr><td rowspan="2">中段</td><td>女性：尿道</td></tr>
<tr><td>男性：尿道前列腺部和膜部</td></tr>
<tr><td rowspan="2">下段</td><td>女性：阴道前庭</td></tr>
<tr><td>男性：尿道海绵体部</td></tr>
</table>

3. 输尿管开口的移位

(1) 最初开口于中肾管（开口于泄殖腔）。

(2) 最终输尿管与中肾管分别开口于膀胱：因膀胱的扩大，输尿管开口以下的一段中肾管并入膀胱。

（三）主要畸形（表 24-2）

表 24-2　泌尿系统的常见先天畸形

名称	主要原因	畸形表现
多囊肾 (polycystic kidney)	集合管与远端小管未接通	肾小管内尿液积聚，出现许多大小不等的囊泡。严重的可使正常肾组织受压而萎缩，造成肾功能障碍
肾缺如 (agenesis of kidney)	输尿管芽未形成或早期退化，不能诱导后肾发生	肾缺如，以单侧多见，多无临床症状
异位肾 (ectopic kidney)	肾在上升过程中受阻	肾位置异常，停留在盆腔，与肾上腺分离

续表

名称	主要原因	畸形表现
马蹄肾	两肾的下端异常融合	肾为马蹄形的大肾，其上升受肠系膜下动脉根部所阻，故肾的位置较正常为低
双输尿管	输尿管芽过早分支或同侧发生两个输尿管芽	形成双输尿管，可诱导同侧形成两个肾，两肾可部分融合或完全分离
脐尿瘘	脐尿管未闭锁	出生后尿液可从脐部漏出。若仅脐尿管中段残留并扩张，则形成脐尿管囊肿
膀胱外翻	尿生殖窦与表面外胚层之间未出现间充质，膀胱腹侧壁与脐下腹壁之间无肌肉发生	表皮和膀胱前壁破裂，膀胱黏膜外翻

二、生殖系统的发生

（一）概述

生殖系统（包括生殖腺、生殖管道及外生殖器）的发生分为性未分化阶段和性分化阶段。

1. 胚胎的性别在受精时形成，即染色体（46，XX 或 46，XY）。

2. 在胚 1～6 周，生殖系统处于未分化阶段，男女胚的表现相同。

3. 第 7 周，性腺开始分化。

4. 第 12 周，可辨认外生殖器的性别差异。

5. 第 20 周，性别分化完成。

6. 性腺的性别分化决定于 *SRY* 基因（位于 Y 染色体短臂，编码的蛋白为睾丸决定因子 TDF）；有该基因性腺分化发育为睾丸，否则分化发育为卵巢。

7. 生殖管道和外生殖器的分化由分化后的性腺所分泌的激素决定。

（二）睾丸和卵巢的发生

1. 未分化性腺的发生

（1）由生殖腺嵴表面的体腔上皮、上皮下的间充质和迁入的原始生殖细胞发育而成。

（2）原始生殖细胞（primordial germ cell）：人胚第 4 周时，靠近尿囊根部的卵黄囊内胚层出现的圆形细胞；第 6 周以变形运动方式，沿后肠背系膜迁入生殖腺嵴。

（3）初级性索：生殖腺嵴的表面上皮向间充质内生出许多不规则的细胞索，原始生殖细胞迁入其中。

2. 睾丸的发生

（1）人胚第 7 周，胚胎细胞的性染色体为 XY，有 *SRY* 及其编码的 TDF。

（2）初级性索与表面上皮分离，向深部生长，分化为细长弯曲的睾丸索（青春期演化为生精小管），末端吻合成睾丸网。初级性索上皮细胞分化为支持细胞。

（3）表面上皮下的间充质形成白膜（第 8 周时），睾丸索之间的间充质细胞分化为睾丸间质细胞，分泌雄激素。

（4）原始生殖细胞分化为精原细胞。

3. 卵巢的发生

（1）胚胎细胞的性染色体为 XX 时，无 *SRY* 及其编码的 TDF。

（2）初级性索退化，成为卵巢髓质。

（3）次级性索（又称皮质索）：未分化性腺的表面上皮增生，再次向间充质伸入形成，并有原始生殖细胞嵌入。与上皮分离后构成卵巢皮质。

（4）第 3 个月时，次级性索断裂为许多孤立的细胞团，即原始卵泡：中央是一个卵原细胞，由原始生殖细胞分化而来。周围是一层扁平的卵泡细胞，由次级性索细胞分化而来。卵泡之间的间充质形成卵巢基质。

（5）胚胎期的卵原细胞可分裂增生，原始卵泡分裂增多。

（6）胎儿出生时，卵巢内有100万～200万个原始卵泡，其中的卵原细胞已分化为初级卵母细胞，并停留在第一次减数分裂的前期。

（7）上皮下的间充质分化为白膜。

4. 睾丸和卵巢的下降

（1）生殖腺最初位于后腹壁，在其尾侧有一条索状结构，称为引带，它的末端与阴唇阴囊隆起相连，随着胚体长大，引带相对缩短，致生殖腺下降。

（2）人胚胎第3个月时，卵巢停留在盆腔；睾丸继续下降，于第7～8个月时抵达阴囊。

（3）睾丸下降通过腹股沟管时，腹膜形成鞘突随睾丸进入阴囊，鞘突演变为鞘膜、鞘膜腔。出生前后，鞘膜腔与腹膜腔之间的通道逐渐封闭。

（三）生殖管道的发生和演变

1. 未分化期

（1）人胚第6周，胚体内存在中肾管和中肾旁管。

（2）中肾旁管：又称为米勒管，由尿生殖嵴头端外侧的体腔上皮内陷闭合而成。

① 起始部呈喇叭形，开口于体腔；

② 上段较长，纵行于中肾管的外侧，两者相互平行；

③ 中段弯向内侧，过中肾管的腹面，到达中肾管的内侧，在中线与对侧中肾旁管相遇；

④ 下段在中线合并，末端为盲端，突入尿生殖窦背侧壁，在窦腔内形成一个隆起，称为窦结节。

2. 男性生殖管道的分化

（1）在男性，生殖腺分化为睾丸，其中，间质细胞分泌雄激素，支持细胞产生抗中肾旁管激素。

（2）中肾管在雄激素作用下增长弯曲形成附睾管、输精管、射精管和精囊。

（3）与睾丸相邻的中肾小管在雄激素作用下发育为附睾的输出小管。

（4）抗中肾旁管激素使中肾旁管退化。

3. 女性生殖管道的分化

（1）在女性，生殖腺分化为卵巢，不分泌雄激素和抗中肾旁管激素。

（2）中肾管由于缺乏雄激素而退化。

（3）中肾旁管因无抗中肾旁管激素的抑制，继续发育：①起始部呈喇叭形，开口于体腔；②上段和中段分化形成输卵管；③下段在中央愈合形成子宫及阴道穹窿部。

（4）窦结节的演变：① 窦结节增生延长，形成阴道板；② 第 5 个月，阴道板演变成阴道，上端与子宫相通，下端与阴道前庭之间有处女膜相隔，该膜在出生前后穿通。

（四）外生殖器的发生

1. 未分化期　包括以下主要结构：

（1）泄殖腔褶：第 3 周时，间充质细胞增殖迁移至泄殖腔膜周围形成头尾走向的两条皱褶（呈弧形）；第 6 周时，伴随泄殖腔和泄殖腔膜的分隔，被分隔为尿生殖褶（腹侧，较大）和肛褶（背侧，较小）。

（2）生殖结节：尿生殖褶的头端靠拢，增殖形成的隆起。

（3）阴唇阴囊隆起：左、右尿生殖褶外侧的间充质增生，形成一对大的纵行隆起。

2. 性分化期（表 24-3）。

表 24-3　男性和女性外生殖器的分化

	生殖结节	尿生殖褶	阴唇阴囊隆起
男性（因雄激素的作用）	伸长，形成阴茎	在腹侧中线闭合，形成尿道海绵体	向尾端牵拉，在中线处愈合成阴囊
女性（缺乏雄激素的作用，自然分化）	略增大，形成阴蒂	形成小阴唇	增大形成大阴唇，头端合并为阴阜，尾端合并与会阴相连

（五）主要畸形（表 24-4）

表 24-4　生殖系统的常见先天畸形

名称	主要原因	畸形表现及后果
隐睾	睾丸未降至阴囊	睾丸停留在腹腔或腹股沟处；单侧或双侧；双侧腹腔内隐睾，因温度高影响精子发生，可致不育甚或睾丸肿瘤
先天性腹股沟疝	腹腔与鞘膜腔之间的通道未闭合或闭合不全	当腹压增大时，部分肠管突入鞘膜腔，即先天性腹股沟疝
尿道下裂	左、右尿生殖褶未闭合	阴茎腹侧面有尿道开口
双子宫与双角子宫	左、右中肾旁管的下段未融合	双子宫，常伴双阴道；若仅中肾旁管下段的上半部分未融合，形成双角子宫
阴道闭锁	窦结节未形成阴道板，亦或后者未形成管腔	阴道闭锁，处女膜未穿通或外观未见阴道
两性畸形：	性分化异常	外生殖器呈间性状态
① 真两性畸形	核型为 46，XX/46，XY 嵌合型	体内同时有睾丸和卵巢
② 男性假两性畸形	雄激素分泌不足	有睾丸，核型为 46，XY，外生殖器呈现部分女性特征
③ 女性假两性畸形	肾上腺分泌过多的雄激素	有卵巢，核型为 46，XX，外生殖器呈现部分男性特征
雄激素不敏感综合征或称睾丸女性化综合征	靶细胞缺乏雄激素受体；睾丸支持细胞产生抗中肾旁管激素	有睾丸，核型为 46，XY；生殖管道和外生殖器不能向男性发育，亦无子宫和输卵管，但外阴呈女性，并具女性第二性征

（翁　静）

第 25 章

心血管系统的发生

原始心血管系统由中胚层分化而来，经过生长、合并、新生、萎缩以及改建等过程逐渐完善。心血管系统是胚胎发生中功能活动最早的系统。

一、原始心血管系统的建立

（一）胚外的内皮管网的形成

1. 血岛（blood island） 人胚约第 15 天，卵黄囊壁、体蒂和绒毛膜的胚外中胚层内，间充质细胞增殖形成的细胞团。

2. 原始血管 血岛周边的细胞变扁，分化为内皮细胞，进而围成内皮管道。

3. 原始血细胞（primitive blood cell） 血岛中央的细胞分化为原始血细胞，即造血干细胞。

4. 胚外的内皮管网 内皮管向外出芽延伸，与相邻的内皮管互相通连，形成丛状分布的内皮管网。

（二）胚内的内皮管网的形成

1. 在胚的第 18～20 天，胚体内各处的间充质内出现裂隙，其周围的间充质细胞变扁，围成内皮管。

2. 内皮管以出芽方式与邻近的内皮管融合通连，逐渐形成胚内的内皮管网。

（三）原始心血管系统的形成

1. 造血干细胞进入胚内的内皮管网，胚早期的血液循环即宣告建立。

2. 随着胚体的发育，有的内皮管因相互融合及血液汇流而增粗，有的则因血液减少而萎缩或消失，逐渐形成原始心血管系统（primitive cardiovascular system）。

3. 内皮管周围的间充质逐渐分化为平滑肌和结缔组织，形成中膜和外膜，显示出动脉和静脉的典型结构。

（四）原始心血管系统的组成

原始心血管系统由心管、动脉和静脉组成，左右对称，包括三部分：卵黄囊循环、脐循环和胚体循环。均由背主动脉发出，流经不同的毛细血管网，汇集于静脉窦、经心管、腹主动脉回至背主动脉。

1. 卵黄囊循环：

背主动脉(1 对)→ 卵黄动脉(数对)→ 卵黄囊毛细血管 → 卵黄静脉(1 对)
↖弓动脉(6 对)←腹主动脉(1 对)←心管(1 对)←静脉窦↙

2. 脐循环：

背主动脉(1 对)→ 脐动脉(1 对)→ 绒毛膜毛细血管 → 脐静脉(1 对)
↖弓动脉(6 对)←腹主动脉(1 对)← 心管(1 对)← 静脉窦↙

3. 胚体循环：

背主动脉(1 对)→ 节间动脉(数对)→ 前后主静脉 → 总主静脉(1 对)
↖弓动脉(6 对)←腹主动脉(1 对)← 心管(1 对)← 静脉窦 ↙

二、心脏的发生

心脏发生于生心区，即位于胚盘口咽膜头端的中胚层内。

（一）原始心脏的形成

1. 人胚第 18～19 天，生心区的中胚层内出现围心腔（pericardiac coelom）。

2. 围心腔腹侧的中胚层细胞密集，形成头尾纵行、左右并列的一对生心板（cardiogenic plate），生心板中央变空，形成一对心管（cadiac tube）。

3. 胚体头端向腹侧卷曲，心管和围心腔转到咽的腹侧

（原位于口咽膜头侧），心管则转至围心腔的背侧（原在腹侧）。

4. 原始横膈由生心区的头端转至其尾端。

5. 胚体发生侧褶，左、右心管向中线靠拢，从头端向尾端融合成为一条心管。

6. 围心腔扩大并向心管的背侧扩展，在心管的背侧与前肠腹侧间形成心背系膜，将心管悬连于围心腔的背侧壁。

7. 心背系膜的中部退化消失，在心管的头、尾端存留。围心腔发育为心包腔。

8. 心管内皮周围的间充质增厚，演化为心内膜的内皮下层、心肌膜和心外膜。

（二）心脏外形的建立

1. 心管头端与动脉连接，尾端与静脉相连，两端固定在心包上。

2. 心管由头端向尾端先后出现四个膨大：心球（bulbus cordis）、心室、心房和静脉窦（sinus venosus）。心房和静脉窦早期位于原始横膈内。

3. 心球头端与动脉干（truncus arteriosus）相连，动脉干与弓动脉（aortic arch）的起始部相连。

4. 心球和心室形成“U”形的球室袢（bulboventricular loop）。

5. 心房离开原始横膈，移至心室头端背侧稍偏左。静脉窦也从原始横膈内游离出来，位于心房的尾端背侧。心脏外形呈“S”形。

6. 心房向左、右方向扩展，膨出于动脉干的两侧。

7. 心房扩大，房室沟加深，房室之间形成狭窄的房室管（atrioventricular canal）。

8. 心球的尾段融入心室，成为原始右心室。原来的心室成为原始左心室，左、右心室之间的表面出现室间沟。心脏初具成体心脏的外形。

(三)心脏内部的分隔

人胚心脏内部的分隔发生于人胚第 4～7 周，心脏各部的分隔同时进行。

1. 房室管的分隔

(1) 第 4 周，房室管背侧壁和腹侧壁的心内膜下组织增生，形成背、腹心内膜垫（endocardiac cushion）。

(2) 背、腹心内膜垫对向生长、接近至融合，将房室管分隔成左、右房室孔。

(3) 围绕房室孔的间充质局部增生，并向腔内隆起，形成右侧的三尖瓣和左侧的二尖瓣。

2. 原始心房的分隔（表 25-1）

(1) 第 4 周末，原始心房顶部背侧壁的中央出现一个半月形矢状的第 1 房间隔。

(2) 第 1 房间隔沿心房背侧及腹侧壁向心内膜垫方向生长，其游离缘和心内膜垫之间暂留第 1 房间孔。

(3) 第 1 房间孔逐渐变小，心内膜垫组织向上生长，与第 1 房间隔游离缘融合而封闭。

(4) 第 1 房间孔闭合前，第 1 房间隔上部的中央穿孔，多孔融合形成第 2 房间孔。

表 25-1　原始心房的分隔

房间隔	第一房间隔	原始心房顶部背侧壁的中央出现的矢状隔膜	第一房间孔	第一房间隔游离缘与心内膜垫之间的孔道（由心内膜垫组织向上生长与游离缘融合而封闭）
			第二房间孔	第一房间隔上部中央的孔道（第一房间孔闭合前形成）
	第二房间隔	第一房间隔的右侧心房顶端腹侧壁长出的隔膜	卵圆孔	第二房间隔游离缘与心内膜垫之间的孔道（左侧被卵圆孔瓣遮盖）

（5）第 5 周末，从第 1 房间隔的右侧心房顶端腹侧壁长出第 2 房间隔，较厚，向心内膜垫方向生长，遮盖第 2 房间孔。

（6）第 2 房间隔前、后缘与心内膜垫接触，下方游离缘与心内膜垫之间留有卵圆孔（foramen ovale）。

（7）卵圆孔左侧被卵圆孔瓣遮盖，心房舒张时，允许右心房的血液流入左心房，反之则不能。

3. 静脉窦的演变和永久性左、右心房的形成　静脉窦位于原始心房尾端的背侧，分为左、右两角，对称。左、右总主静脉（common cardinal vein）、脐静脉（umbilical vein）和卵黄静脉（vitelline vein）通入两角。

（1）大量血液经右角流回心脏，致右角扩大，窦房口右移；左角萎缩变小，近端形成冠状窦，远端形成左房斜静脉的根部。

（2）第 7～8 周时，右角并入右心房，成为永久性右心房的光滑部，原始右心房则成为右心耳。

（3）左心房扩大，肺静脉根部及其属支被吸收并入左心房，形成左心房光滑部，原始左心房演变为左心耳。四条肺静脉（初为一条）直接开口于左心房。

4. 原始心室的分隔（表 25-2）

（1）胚的第 4 周末，心室壁组织向上凸，形成半月形肌性嵴，称室间隔肌部。

表 25-2　原始心室的分隔

室间隔	室间隔肌部	心室壁组织向上凸起形成，与心内膜垫之间留有室间孔
	室间隔膜部	左、右球嵴对向生长融合，其下缘分别与室间隔肌部的前缘和后缘融合，室间孔其余部分由心内膜垫组织封闭

(2) 室间隔肌部向心内膜垫方向伸展，上缘与心内膜垫之间留有室间孔。

(3) 第7周末，心球内部形成左、右球嵴，对向生长融合并向下延伸，分别与室间隔肌部的前缘和后缘融合，室间孔其余部分由心内膜垫组织封闭，形成室间隔的膜部。

5. 动脉干与心球的分隔

(1) 胚第5周，动脉干和心球内膜组织局部增厚，形成一对向下延伸的螺旋状纵嵴，上段为动脉干嵴（truncal ridge），下段为球嵴（bulbar ridge）。

(2) 纵嵴在中线融合，形成螺旋状走行的主动脉肺动脉隔（aortico-pulmonary septum），将动脉干和心球分隔成肺动脉干和升主动脉。

(3) 主动脉和肺动脉起始部的内膜组织增厚，各形成3个薄的隆起，演变为半月瓣。

三、胎儿血液循环及出生后的变化

(一) 胎儿血液循环

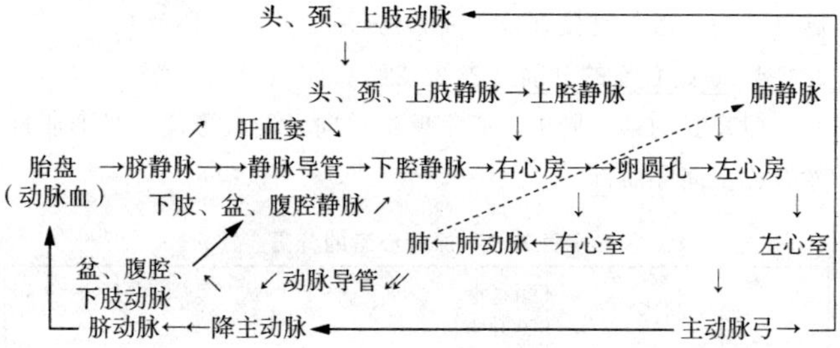

(二) 胎儿出生后血液循环的变化

1. 脐静脉（腹腔内的部分）闭锁，成为肝圆韧带。

2. 脐动脉大部分闭锁成为脐外侧韧带，近侧段保留，成为膀胱上动脉。

3. 肝内的静脉导管闭锁，成为静脉韧带。

4. 脐静脉闭锁，下腔静脉注入右心房的血液减少，右心房压力降低，肺开始呼吸，大量血液由肺静脉回流进入左心房，左心房压力增高，于是卵圆孔瓣紧贴于第二房间隔，使卵圆孔闭锁。

5. 动脉导管闭锁成为动脉韧带。

四、主要畸形（表 25-3）

表 25-3　心血管系统的常见先天畸形

名称	主要原因	畸形表现
房间隔缺损（atrial septal defect）	①卵圆孔瓣出现穿孔；②第一房间隔过度吸收；③第二房间隔异常，形成过大的卵圆孔；④第一房间隔过度吸收，第二房间隔又形成大的卵圆孔；⑤心内膜垫异常，不能与第一房间隔融合	卵圆孔未闭
室间隔缺损（ventricular septal defect）	膜部缺损是由于心内膜垫组织扩展时未能与球嵴和室间隔肌部融合所致；肌部缺损是由于其形成时心肌膜组织过度吸收所造成	室间隔膜部缺损和室间隔肌部缺损
动脉干与心球分隔异常：		
① 主动脉和肺动脉错位	主动脉肺动脉隔不呈螺旋式生长，形成平直的隔板	主动脉位于肺动脉的前面，由右心室发出，肺动脉干则由左心室发出。常伴有室间隔缺损或动脉导管未闭
② 主动脉或肺动脉狭窄	动脉干与心球分隔时不均等	主动脉或肺动脉狭窄，常伴室间隔膜部缺损

续表

名称	主要原因	畸形表现
③ 法洛四联症（tetralogy of Fallot）	动脉干与心球分隔不均所致	肺动脉狭窄（或右心室出口处狭窄）、室间隔缺损、主动脉骑跨和右心室肥大
动脉导管未闭	出生后动脉导管壁的肌组织未能收缩	肺动脉和主动脉保持相通状态，引起肺动脉高压、右心室肥大

（郭晓霞）

第 26 章

神经系统、眼和耳的发生

一、神经系统的发生

神经系统由神经外胚层分化而来。

神经外胚层
- 神经管：脑、脊髓、神经垂体、松果体和视网膜等
- 神经嵴：神经节、周围神经和肾上腺髓质等

(一) 神经管和神经嵴的早期分化

1. 神经管形成后，管壁由单层柱状上皮演变为假复层柱状上皮，称神经上皮（neuroepithelium）。上皮的基膜，称外界膜；近腔面的一层膜，称内界膜。

2. 神经上皮细胞不断增殖分化，形成三层（表 26-1）。

表 26-1　神经上皮细胞的分层及演变

分层	位置	组成细胞	分化形成的结构
室管膜层（ependymal layer）	靠近内界膜	一层立方或矮柱状上皮细胞	脑室和脊髓中央管的室管膜上皮
套层（mantle layer）	中间	成神经细胞 成神经胶质细胞	中枢神经系统的灰质
边缘层（marginal layer）	最外层	成神经细胞的突起 成神经胶质细胞（少量由套层迁移来）	中枢神经系统的白质

3. 圆球形无极成神经细胞→双极成神经细胞→单极成神经细胞→多极成神经细胞→各种神经元。

4. 成神经胶质细胞→成星形胶质细胞→原浆性和纤维性星形胶质细胞

↘成少突胶质细胞→少突胶质细胞

（二）脊髓的发生

神经管的尾段分化为脊髓。

神经管尾段的演变
- 管腔⟶中央管
- 套层⟶灰质
- 边缘层⟶白质
- 周围的间充质⟶脊膜

1. 基板　神经管的两侧壁由于套层中成神经细胞和成神经胶质细胞的增殖而变厚，腹侧部增厚形成一对基板。基板形成脊髓灰质的前角，其中的成神经细胞主要分化为躯体运动神经元。

2. 翼板　神经管两侧壁的背侧部增厚形成一对翼板。翼板形成脊髓灰质的后角，其中的成神经细胞分化为中间神经元。

3. 脊髓侧角　若干成神经细胞聚集于基板与翼板之间形成，以颈膨大及腰膨大处最为发达。其中的成神经细胞分化为内脏传出神经元。

4. 顶板和底板　神经管的顶壁和底壁薄而窄，分别为顶板和底板。

5. 界沟　基板与翼板的内表面之间左右相对的两条纵沟。

6. 前正中裂　基板内细胞增多并向腹侧聚集，致使左右两基板之间形成一条纵行的深沟，位于脊髓腹侧的正中部。

7. 后正中隔　左、右翼板增大并向内侧推移，在中线融合处形成一纵行隔膜。

8. 白质　边缘层由于灰质内神经细胞突起伸入和神经胶质细胞的增加而增厚，亦含有脊神经节细胞伸入脊髓的中枢突和脊髓内部的联络纤维，发育为白质。

（三）脑的发生

1. 脑外形演变和内部结构的发育

（1）脑泡（brain vesicle）：第 4 周末，神经管的头段膨大，从头至尾依次形成前脑泡、中脑泡和菱脑泡。

神经管头段的演变
- 前脑泡
  - 头端——→端脑——→大脑半球——→侧脑室
  - 尾端——→间脑——→丘脑、下丘脑和神经垂
    体——→第三脑室
- 中脑泡——→中脑——→中脑水管
- 菱脑泡
  - 头段——→后脑——→小脑和脑桥
  - 尾段——→末脑——→延髓
  - （小脑和脑桥、延髓）——→第四脑室

（2）头曲和颈曲：凸向背侧，头曲位于中脑部，又称中脑曲，颈曲位于末脑与脊髓之间。

（3）端脑曲和脑桥曲：在端脑及脑桥处分别出现的两个凸向腹侧的弯曲。

（4）神经管头段管壁的演变：

神经上皮细胞增殖→成神经细胞和成神经胶质细胞→套层

端脑和间脑的套层→翼板（大）、基板（小）

端脑套层→大脑皮质（大部分）、神经核（少部分）

中脑、后脑和末脑的套层→细胞团或柱→神经核

翼板中的神经核多为感觉中继核，基板中的神经核多为运动核。

2. 大脑皮质的组织发生　大脑皮质主要是由端脑套层的成神经细胞和成神经胶质细胞迁移、增殖分化而成。其发生分三个阶段，依次为古皮质、旧皮质和新皮质。

（1）古皮质（archicortex）：海马和齿状回。

（2）旧皮质（paleocortex）：第 7 周时，在纹状体外侧，大量成神经细胞聚集并分化，形成梨状皮质。

（3）新皮质（neocortex）：神经上皮细胞增殖，分批分期地迁至表层并分化为各种不同的神经细胞。胎儿出生时，新皮

质已形成6层结构。

（4）突触的形成过程：包括轴突生长的终止、树突及树突棘的发育、突触部位的选择和突触形成。

3. 小脑皮质的组织发生　小脑起源于后脑翼板背侧部的菱唇，左、右菱唇在中线融合形成小脑板（cerebellar plate），为小脑的原基。小脑板的两外侧部膨大形成小脑半球，中部变细形成小脑蚓。

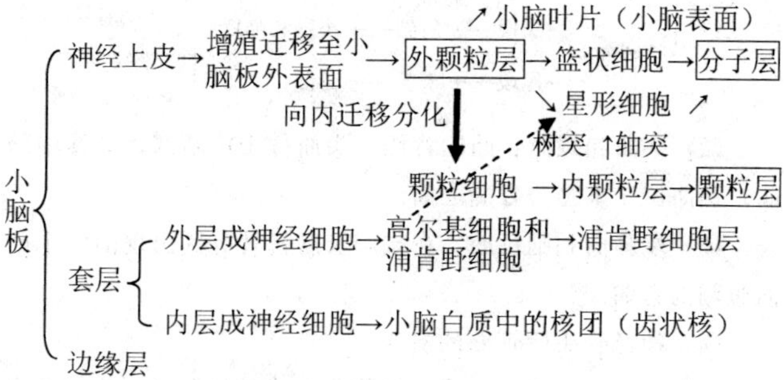

（四）神经节和周围神经的发生

1. 神经节的发生　神经节起源于神经嵴。

（1）神经嵴细胞向两侧迁移→脑神经节和脊神经节（属感觉神经节）。

（2）神经嵴细胞→成神经细胞→神经节细胞

↘成神经胶质细胞→卫星细胞（包绕在神经元胞体周围）

（3）神经节周围的间充质分化为结缔组织的被膜，包绕神经节。

（4）神经嵴细胞迁移分化：

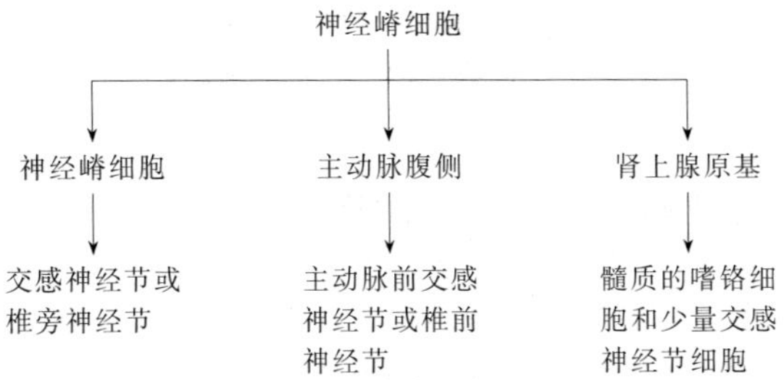

2. 周围神经的发生　周围神经由感觉神经纤维和运动神经纤维构成。神经纤维是由神经细胞的突起外面包绕施万细胞形成。

(1) 感觉神经纤维中的突起是感觉神经节细胞的周围突。

(2) 躯体运动神经纤维中的突起是脑干及脊髓灰质前角中运动神经元的轴突。

(3) 内脏运动神经节前纤维中的突起是脊髓灰质侧角和脑干内脏运动核中神经元的轴突，节后纤维则是自主神经节中节细胞的轴突。

(4) 施万细胞由神经嵴细胞分化而成，并与神经元的轴突同步增殖和迁移。

(5) 施万细胞与轴突相贴先形成轴突系膜，后者不断增长包绕轴突形成髓鞘，为有髓神经纤维。

(6) 一个施万细胞与多条轴突相贴形成多条深沟包裹轴突，不形成髓鞘，为无髓神经纤维。

（五）垂体的发生

垂体包括腺垂体和神经垂体，分别来源于胚胎时期口凹的表面外胚层和脑泡的神经外胚层。

1. 拉特克囊（Rathke pouch）　胚第 4 周，口凹背侧顶部的外胚层上皮向深部凹陷形成的囊状突起。

2. 神经垂体芽　间脑底部的神经外胚层向腹侧的拉特克囊方向形成的漏斗状突起。

神经垂体芽的演变
- 远端 → 神经垂体
- 起始部 → 漏斗柄

拉特克囊的演变
- 前壁
  - → 结节部(包绕漏斗柄)
  - → 垂体远侧部,分化出多种腺细胞
- 后壁 → 中间部

（六）主要畸形（表 26-2）

表 26-2　神经系统的常见先天畸形

名称	主要原因	畸形表现
神经管缺陷	前神经孔未闭	无脑畸形（anencephaly），常伴有露脑，可出现脑膜膨出、脑膜脑膨出和积水性脑膜脑膨出
	后神经孔未闭	脊髓裂（myeloschisis），常伴有脊柱裂（spina bifida）。可出现脊膜膨出、脊髓脊膜膨出
脑积水（hydrocephalus）	脑室系统发育障碍，导致脑脊液生成和吸收失去平衡所致，以中脑水管和室间孔狭窄或闭锁最为常见	主要表现为颅脑增大，颅骨和脑组织变薄，颅缝变宽

二、眼的发生

（一）眼球的发生

1. 概述

（1）视泡（optic vesicle）：胚第 4 周，当神经管前端闭合成前脑泡时，其外侧壁向外膨出形成的一对囊泡。

（2）视杯（optic cup）：视泡远端膨大，贴近表面外胚层，并内陷形成双层杯状结构。

（3）视柄（optic stalk）：为视泡的近端变细形成。

（4）晶状体板（lens placode）：表面外胚层在视泡的诱导下增厚形成。

(5) 晶状体泡（lens vesicle）：晶状体板内陷入视杯内，且渐与表面外胚层脱离形成。

2. 视网膜的发生　视网膜由视杯内、外两层共同分化而成。

视杯的演变：
- 内层→节细胞、视锥细胞、无长突细胞、水平细胞、视杆细胞和双极细胞
- 视泡腔→变窄、消失
- 外层→色素上皮层

（以上）→视网膜的视部

- 杯口边缘部→内层上皮不增厚，与外层分化的色素上皮相贴，并向晶状体泡与角膜之间的间充质内延伸→视网膜的盲部

3. 视神经的发生

(1) 胚胎第 5 周，视杯及视柄的下方向内凹陷，形成脉络膜裂（choroid fissure）。

(2) 脉络膜裂内含有玻璃体动、静脉以及间充质。

(3) 脉络膜裂于胚胎第 7 周闭合，玻璃体动、静脉穿经玻璃体的一段将退化，并遗留一残迹，称玻璃体管。

(4) 玻璃体动、静脉近段则演变为视网膜中央动、静脉。

(5) 视柄与视杯相连，也分为内、外两层。

(6) 节细胞的轴突向视柄内层延伸，使视柄内层逐渐增厚，并与外层融合。

(7) 视柄内的成神经胶质细胞分化为星形胶质细胞和少突胶质细胞，并围绕在节细胞轴突周围，视柄演变为视神经。

4. 晶状体的发生

晶状体泡的演变：
- 前壁：单层立方细胞→晶状体上皮
- 泡腔→缩小，至消失
- 后壁：单层高柱状细胞→初级晶状体纤维→晶状体核↑
- 赤道区：→上皮增生、变长→次级晶状体纤维↑

（以上）→晶状体增大

5. 角膜、睫状体、虹膜和眼房的发生

（1）角膜：晶状体泡前方的表面外胚层分化为角膜上皮，角膜上皮后方的间充质分化为角膜的其余各层。

（2）睫状体和虹膜：视杯口边缘部的间充质分别形成睫状体其余各部和虹膜基质。虹膜基质周边厚，中央薄，封闭视杯口，为瞳孔膜（pupillary membrane）。视杯两层上皮的前缘部分形成虹膜的上皮，与虹膜基质共同发育为虹膜。

（3）前房：晶状体泡与角膜之间的间充质内的腔隙。

（4）后房：虹膜、睫状体与晶状体之间的间隙。

（5）瞳孔：出生前，瞳孔膜被吸收形成，前、后房经瞳孔相通。

6. 血管膜和巩膜的发生

视杯周围间充质
- 内层：富含血管和色素细胞⟶血管膜（脉络膜），与软脑膜相连
- 外层：致密⟶巩膜（纤维膜），与硬脑膜相连
- 杯口边缘⟶虹膜基质和睫状体的主体

（二）眼睑和泪腺的发生

1. 眼球前方与角膜上皮毗邻的表面外胚层发育为上、下眼睑。

2. 返折至眼睑内表面的表面外胚层分化为结膜上皮，与角膜上皮相延续。

3. 眼睑外面的表面外胚层分化为表皮。

4. 其间的间充质则分化为眼睑的其他结构。

5. 第10周时，上、下眼睑的边缘开始相互融合，第7～8个月时重新分开。

6. 上眼睑外侧部的表面外胚层上皮长入间充质内，分化出腺泡和导管，形成泪腺，泪腺于生后第6周开始分泌泪液。

（三）主要畸形（表 26-3）

表 26-3　眼的常见先天畸形

名称	主要原因	畸形表现
先天性白内障（congenital cataract）	多为遗传性、妊娠早期风疹病毒感染、营养不良等引起	晶状体透明度发生异常
先天性无虹膜	常染色体显性遗传异常，虹膜不能发育所致	无虹膜，瞳孔特别大，多为双侧
先天性青光眼（congenital glaucoma）	常染色体隐性遗传疾病，巩膜静脉窦或小梁网发育异常所致	房水回流受阻，眼压增高及眼球膨大，角膜突出
瞳孔膜残留	瞳孔膜未能全部吸收所致	瞳孔处尚有薄膜或蛛网状细丝遮盖在晶状体前面

三、耳的发生

耳分内耳、中耳和外耳三部分，分别由头部表面外胚层形成的耳板、内胚层来源的第一咽囊和外胚层来源的第一鳃沟及围绕鳃沟的 6 个结节演变而来。

（一）内耳的发生

1. 听板（otic placode）　菱脑两侧的表面外胚层受菱脑的诱导变厚形成。

2. 听窝（otic pit）　听板向下方间充质内陷形成。

3. 听泡（otic vesicle）　听窝闭合，并与表面外胚层分离，形成的囊状结构。

4. 前庭囊和耳蜗囊　听泡向背、腹方向延伸增大，背侧为前庭囊，将形成三个膜半规管和椭圆囊的上皮；腹侧为耳蜗囊，将形成球囊和膜蜗管的上皮。

5. 内淋巴管和囊　听泡在背端内侧长出一小囊管为内淋巴管，其末端为囊。

6. 膜迷路　听泡及其周围的间充质演变而成。

7. 骨迷路　第 3 个月时，膜迷路周围的间充质分化出一个软骨性囊，包绕膜迷路，第 5 个月时骨化形成骨迷路。

（二）中耳的发生

1. 管鼓隐窝和咽鼓管　第 9 周时，第 1 对咽囊向背外侧生长，远侧盲端膨大成管鼓隐窝，近侧段形成咽鼓管。

2. 听小骨　管鼓隐窝上方的间充质形成 3 个听小骨原基。胎儿第 6 个月时，听小骨原基骨化形成听小骨。

3. 鼓室　管鼓隐窝远侧段扩大形成原始鼓室，听小骨周围的结缔组织被吸收而形成腔隙，与原始鼓室共同形成鼓室，听小骨位于其中。

4. 鼓膜　管鼓隐窝顶部的内胚层与第 1 鳃沟底部的外胚层相对，分别形成鼓膜内、外上皮，两者之间的间充质形成鼓膜内的结缔组织。

（三）外耳的发生

外耳道由第 1 鳃沟演变形成。

1. 第 2 个月末，第 1 鳃沟向内深陷，形成外耳道的外侧段。

2. 管道底部的外胚层细胞增生形成上皮细胞板，称外耳道栓。

3. 第 7 个月时，外耳道栓内部细胞退化消失，形成管腔，成为外耳道的内侧段。

4. 第 6 周，第 1 鳃沟周围的间充质增生形成 6 个结节状隆起，称耳丘。

5. 耳丘围绕外耳道口，最终演变为耳郭。

（四）主要畸形（表 26-4）

表 26-4　耳的常见先天畸形

名称	主要原因	畸形表现
先天性耳聋（congenital deafness）	遗传性耳聋属常染色体隐性遗传，主要是由于内耳、耳蜗神经或听小骨发育缺陷、外耳道闭锁所致。非遗传性耳聋与药物中毒、感染等因素有关	传导性、感觉性或混合性耳聋

续表

名称	主要原因	畸形表现
副耳郭（accessory auricle）	耳丘发生过多所致	耳屏前方可见耳郭附件
耳瘘（auricular fistula）	第 1 鳃沟的背部闭合不全，或第 1、2 鳃弓发生的耳丘融合不良所致	形成皮肤性盲管，并和鼓室相通，可挤压出白色乳酪状液体

（郭晓霞）

主要参考文献

1. 邹仲之，李继承. 组织学与胚胎学. 8版. 北京：人民卫生出版社，2013.
2. Junqueira LC. Basic Histology. 10th ed. Stanford：Appleton & Lange，2003.
3. Sadler T. W. Langman's Medical Embryology. 12th ed. Amsterdam：Wolters Kluwer Health/ Lippincott Williams & Wilkins，2012.
4. 姚忠祥，张际绯. 图表组织学与胚胎学. 北京：人民卫生出版社，2010.
5. 石玉秀. 组织学与胚胎学. 2版. 北京：高等教育出版社，2013.
6. 唐军民，张雷. 组织学与胚胎学. 3版. 北京：北京大学医学出版社，2013.
7. 高英茂，李和. 组织学与胚胎学. 2版. 北京：人民卫生出版社，2005.